DU

PEMPHIGUS

CHEZ LES NOUVEAU-NÉS

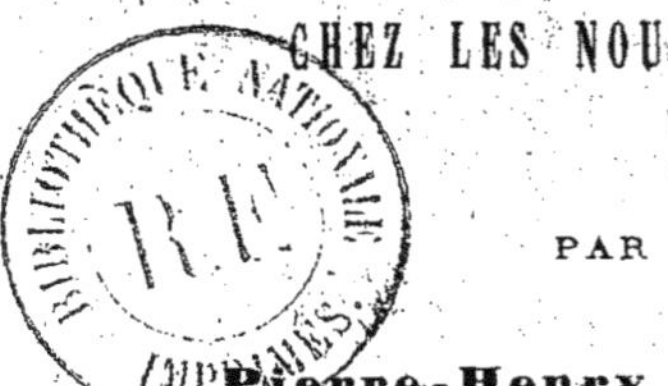

PAR

Pierre-Henry ROESER

Docteur en Médecine

ANCIEN INTERNE PROVISOIRE DES HOPITAUX (1872)

MÉDAILLE DE BRONZE DE L'ASSISTANCE PUBLIQUE (1874)

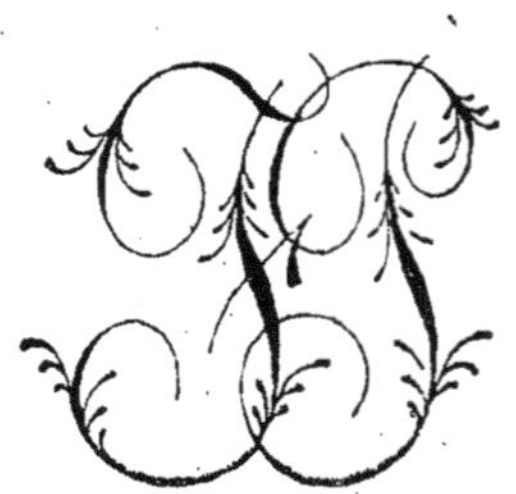

PARIS

F. PICHON, IMPRIMEUR-LIBRAIRE,

14, RUE CUJAS, ET 51, RUE DES FEUILLANTINES.

—

1876

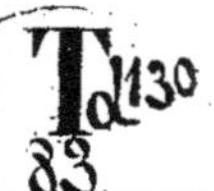

DU PEMPHIGUS

CHEZ LES NOUVEAU-NÉS

DU

PEMPHIGUS

CHEZ LES NOUVEAU-NÉS

PAR

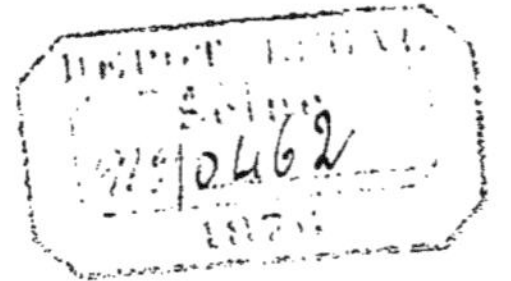

Pierre-Henry ROESER

Docteur en Médecine

ANCIEN INTERNE PROVISOIRE DES HOPITAUX (1872)

MÉDAILLE DE BRONZE DE L'ASSISTANCE PUBLIQUE (1874)

PARIS

F. PICHON, IMPRIMEUR-LIBRAIRE,

14, RUE CUJAS, ET 51, RUE DES FEUILLANTINES.

1876

AVANT-PROPOS.

Nous avons observé, cette année, dans le service des femmes en couches de l'hôpital Saint-Louis, dirigé par notre honoré maître M. Vidal, une épidémie de pemphigus sur des enfants nouveau-nés. Le nombre des enfants atteints et la gravité de quelques cas ont vite attiré notre attention sur l'importance de cette affection ; mais lorsque nous avons voulu entreprendre d'en éclaircir l'histoire, les difficultés ont commencé.

L'état de la science, relativement au pemphigus des nouveau-nés, n'est pas encore définitivement fixé, et, si on considère la rareté des ouvrages traitant de ce sujet, la quantité des observations isolées, éparses dans toutes les publications périodiques et qui, en raison même de leur petit nombre et des dénominations souvent trompeuses qu'on leur a imposées, exigent des recherches beaucoup plus attentives et plus multipliées. on sera en mesure de se rendre compte des opinions souvent erronées auxquelles on se heurte encore aujourd'hui. Il est constant, en effet, que beaucoup de médecins, même instruits, ont une vague tendance à rapporter exclusivement à la syphilis presque toutes les éruptions des enfants à la mamelle. De là des médications intempestives. D'autres, et des plus compétents, notamment Hebra, ont produit des idées tout à fait singulières, appuyées sur une argumentation inacceptable. Pour ce qui est des épidémies, elles sont généralement inconnues. En un mot, l'accord est loin d'être parfait. De là, toujours des hésitations, et dans le diagnostic et dans le traitement.

Considérant donc, d'une part, l'ignorance de certaines des formes du pemphigus des enfants à la mamelle et les incertitudes notoirement répandues quant à la nature des variétés communément observées ; d'un autre côté, la difficulté, insurmontable pour beaucoup, d'acquérir des notions plus précises et plus nettes, nous avons le droit de penser qu'un travail d'ensemble, résumant autant que possible les opinions, les discutant quelquefois, et indiquant surtout les sources principales où il soit profitable et avantageux de puiser, ne sera pas dénué de toute valeur. Sans doute, nous ne comblerons pas la lacune qui existe à propos du pemphigus des nouveau-nés dans les traités de pathologie ; un bon article dans un ouvrage classique serait de tout point préférable à une monographie et rendrait plus de services ; mais nous estimons que c'est toujours un progrès que d'attirer l'attention, même d'un petit nombre, sur une partie négligée. Puisse ce court travail être aussi favorablement jugé pour ce qu'il renferme que pour cette indication.

Nous avons, en conséquence, relevé dans un exposé historique une quantité suffisante de données bibliographiques pour mettre le lecteur à même de reprendre la question par lui-même s'il le juge à propos. Passant de là à l'étiologie, nous avons énuméré avec quelques critiques les causes possibles, probables et certaines du pemphigus des nouveaunés. Nous avons ensuite brièvement étudié le pemphigus syphilitique, partie sans contredit plus connue et ponr laquelle les documents font le moins défaut, puis suivant l'ordre classique de la description, les symptômes et la marche, le diagnostic et le traitement, enfin l'anatomie pathologique du pemphigus simple, Finalement, dans un dernier chapitre, nous avons, dans la limite de nos moyens, apporté notre tribut à l'élucidation de cette question controversée, à savoir quelle est la nature du pemphigus aigu des nouveau-nés, nous aidant toutefois en cela, des idées émises par des maîtres plus autorisés.

DU PEMPHIGUS

CHEZ LES NOUVEAU-NÉS.

HISTORIQUE.

Les anciens médecins connaissaient le pemphigus
des adultes et l'ont décrit sous des noms différents
qui permettent néanmoins de reconnaître manifestement une maladie bulleuse. Mais il ne parait
pas en être de même de celui des enfants. D'après
M. Bazin, cette affection est de connaissance toute
moderne, et il faut arriver en 1689 pour en trouver
une mention spéciale. La première observation
citée est de P. Ledel de Grünber (Basse-Silésie) et
intitulée : *Vesicula serosa in fœto*. Elle a trait à un
fœtus couvert de bulles nombreuses et dont la mère
s'était adonnée à l'ivrognerie durant tout le temps
de la grossesse (1). Ceci, à coup sûr, ne veut pas dire
que cette variété n'existait pas autrefois, mais seule-

---

(1) V. Miscellanea, *sive ephemerides acad. nat. curos.* (dec. 2, anno
1683, p. 63) — Ollivier et Ranvier, *mém. Acad. de méd.* 1863, T. XXVI p.
554 et tirage à part. — Gibert, *traité prat. des mal. de la peau*, 3º éd.
T. I. p. 144. 1860. — Bazin ; *Leçons sur les affect. génériq. de la peau.*

ment que ses causes, sa marche et sa nature n'avaient pas été étudiées.

Un siècle seulement aprés ce premier fait s'en produisirent de nouveaux. Willan (1) mentionne une dissertation de OEhme, publiée à Leipsick en 1773, où le pemphigus des nouveau-nés serait exactement décrit. Thomassen Thuessink recueillit à La Haye, en 1789, et à Groningue en 1803 plusieurs autres faits relatifs à la même affection (2). Dans le même temps, Wichmann (3) décrivait aussi cette maladie et l'attribuait à la syphilis, Osiander à l'usage exagéré du poisson de mer comme aliment pendant la grossesse (4). Macbridge avait déjà observé une epidémie en 1766 à Wicklow (5), mais Gilibert qui le cite se demande quel fonds on peut faire sur une observation aussi incomplète (6). Du reste, l'historique des épidémies sera étudié tout-à-l'heure avec plus de détails.

En France, Doublet, Lobstein, Dugès, Gilibert (7) signalèrent ou décrivirent les premiers le pemphigus des nouveau-nés.

---

(1) Willan. *Cutaneous Discases.*

(2) Chr. Wilh. Eckhont. *De pemphigo, Gromingœ* 1810.

(3) Beitrage zur Kenntniss des Pemphigus. — Ideen zur Diagnostik Erfurt, 1791.

(4) Denkwüidigke'ten für die Heilkunde und die Geburtshülfe, 1794, T. I.

(5) Introduct. *method.in theor, et praxin medicinœ. Pars prima* 1774.

(6) Gilibert. *Monographie du Pemphigus.* Paris, 1813.

(7) Doublet, *Mém sur les sympt. et le trait. de la maladie vénér.* lu à l'assemblée particulière de la Faculté de médecine. — Lobstein, *jour. complément. des sc. méd.* T. V. 1820. — Dugès, *Recherches sur les mal. des enf. nouveau-nés,* Paris, 1837.

. Dans chacun de ces travaux, il s'en faut que toutes les faces de la question aient été également envisagées. Les uns comme Gilibert, ne décrivent que le pemphigus simple, bénin : les autres, comme Dugès, que le pemphigus syphilitique. Cependant, tous ces ouvrages, auxquels il faut joindre ceux de Krauss (1), de Billard (2), de Valleix (3), de Trousseau et Lasègue (4), de Hertle (5) et une grande quantité d'observations (6), nous amènent peu à peu jusqu'à une époque où l'Académie de médecine, à propos d'un rapport de Cazeaux sur un mémoire de M. Depaul, fut saisie de la question (7). A ce moment, il ne s'agit plus de l'existence du pemphigus des nouveau-nés, mais de sa nature. Cazeaux rejette l'origine syphilitique du pemphigus qu'il attribue à une cachexie quelle qu'en soit la cause, tandis que MM. Depaul et Dubois affirment avoir constaté la syphilis dans la plupart des cas. Des faits assez nombreux sont venus justifier cette dernière assertion, ajoute M. Gintrac. MM. Depaul, Desruelles, Galligo de Florence,

---

(1) Krauss, *Dissertatio de pemphigo neo-natorum.* Bonnœ 1834.

(2) *Traité des mal. des enf. nouveau-nés.* Paris 1838.

(3) Valleix, *Cliniq. mal. des enf. nouveau-nés.* Paris 1837.

(4) Trousseau et Lasègue, *Union méd.* T. IV. 1850.

(5) *Du pemphigus des nouveau-nés et de sa nature,* Th. Strasb. 1847, n° 180

(6) Krauss, *obs. de pemph. des nouveau-nés, Gaz. méd. de Paris* T. VI. Cazeaux, *Bullet. de la Soc. anat.* 1837. Béthune, *The American journ, of the med. sciences,* 1850. July.

(7) *Bullet. Acad. Med. de Paris,* T. XVI. 1850-51, p. 920.

Broca, Bidard, Morin de Stainville ont donné un nombre suffisant d'observations de pemphigus développé chez des fœtus ou des nouveau-nés, pour permettre de regarder comme prouvée, dans un grand nombre de cas, l'intervention de la syphylis héréditaire (1) (Gintrac).

Voici ce que disait M. Depaul : « Lorsque la syphilis des parents n'a pas causé l'avortement, elle laisse sur le fœtus des traces évidentes de son existence. La peau est de tous les organes celui qui paraît être leur siége de prédilection. Elle s'y présente sous des formes très-variées et dont les plus communes sont les taches cuivrées, les papules, l'eczema, l'ecthyma et surtout le pemphigus, que M. P. Dubois a depuis longtemps rangé parmi les affections syphilitiques des nouveau-nés. »

M. Depaul attribue à la vérole la carie des os chez le nouveau-né (Laborie), des péritonites (Simpson), une altération fibro-plastique du foie (Gubler), les abcès du thymus et les collections purulentes des poumons chez les enfants mort-nés ou ceux qui succombent peu après la naissance. Lorsqu'il a rencontré ces alterations, elles coïncidaient le plus souvent avec du pemphigus plantaire ou palmaire, et de plus la syphilis, dans le plus grand nombre des cas, a pu être retrouvée chez le père ou chez la mère.

M. Cazeaux rattache les abcès du poumon sur lesquels

---

(1) Depaul, *Bullet. Soc. auat.* 1841. 1852, 1854. — Desruelles, *ibid.* 1851, 1853. — Galligo, de Florence *ibid.* 1851, cité par Depaul, Broca, *ibid,* 1852. — Bidard, *ibid,* 1853.

Morin de Stainville, *Gazette des hôp.* 1851, rapporte qu'une femme qui nourrit un enfant atteint de bulles probablement syphilitiques, fut affectée d'une ulcération au sein et accoucha dans la suite de trois enfants qui eurent du pemphigus probablement aussi syphilitique. Deux moururent. (Gintrac).

s'appuie surtout M. Depaul à une inflammation pure et simple, Quant à l'opinion soutenue par M. Dubois qui fait du pemphigus palmaire et plantaire une manifestation de la vérole, il ne lui trouve de preuve nulle part, à moins qu'on ne s'appuie sur une coïncidence qu'on trouvera toujours en la cherchant soit chez le mari, soit dans des relations extra-conjugales (1). Le pemphigus des enfants nouveau-nés n'est pas syphilitique, parce qu'il se développe pendant la vie utérine ou peu après la naissance, contrairement aux autres syphilides ; de plus c'est une manifestation rare de la syphilis, à ce point que Trousseau et Lasègue (2) ne ls rattachent point à la classe des accidents secondaires auxquels il peut s'adjoindre parce qu'il se produit volontiers chez les jeunes enfants épuisés par une maladie chronique.

La gravité n'est pas une preuve, elle est due au défaut de soins. D'ailleurs Valleix a cité des exemples de guérison. MM. Roger et N. Guillot ont vu des pemphigus guérir sans traitement spécial et sans affecter la santé des enfants.

Le doute seul, conclut M. Cazeaux, renverse les conclusions de M. Depaul.

M Danyau dit avoir pu constater dans beaucoup de cas la syphilis chez les parents. Cependant, il n'est pas toujours arrivé à ce résultat.

M. Dubois ajoute qu'il ne regarde pas comme syphilitiques quelques vésicules en petit nombre se montrant après

---

(1) M. Ricord raconte dans ses lettres que, consulté un jour pour un enfant couvert d'une syphide squameuse humide, il avait trouvé le fait assez étrange, n'ayant pu découvrir chez le père, chez la mère, ni chez la nourrice de syphilis passée ou présente. Mais le lendemain un jeune officier de cavalerie vint le consulter pour une syphilide plantaire et palmaire et lui avoua qu'il était le père de l'enfant malade. Ricord, lettres, 2e éd. 1856, p. 169.

(2) *De la syp. constitut. des enf. du premier âge, arch. gén. de méd.* 1847.

la naissance chez les enfants débiles, éparpilléés ordinairement sur le tronc, disparaissant spontanément dans l'espace de quelques jours. Il cite d'ailleurs des cas non contestables de pemphigus syphilitique des enfants avec syphilis des parents.

Dans toute cette discussion, il ne fut pas une fois question du pemphigus épidémique.

MM. Ricord (1) et Diday à leur tour, nient l'origine syphilitique du pemphigus des nouveau-nés, et en font un effet éloigné et comme une suite indirecte de la débilitation que cette diathése occasionne comme la chloro-anémie ou l'alopecie, qui, accidents secondaires de la syphilis, n'en sont cependant des effets ni constants, ni exclusifs. (Gintrac.) Telle est également l'opinion de Tilbury Fox, qui regarde le pemphigus comme une conséquence de la cachexie syphilitique.

Signalons encore un mémoire de Barnes (2) qui rapporte quatre cas de pemphigus, dans l'un desquels on peut trouver un exemple de contagion, puis la thèse de M. Fèvre (3) qui distingue deux espèces de pemphigus, l'un infantilis, essentiel, l'autre congénital, symptomatique, enfin l'article de M. Gintrac.

Nous arrivons maintenant à la thèse de M. Vidal (4) et au mémoire de MM. Ollivier et

---

(1) *Bullet. Acad. méd.* T. XVI, 1851.
(2) *Un. méd.* T. VI, 1852, p. 296. — *The Lancet*, mai 1852.
(3) *Du pemphigus dans la première enfance*, Th. in 1855.
(4) E. Vidal, *De la syphilis congénitale.* Th. Agrég. Méd.. 1860.

Ranvier (1), deux ouvrages importants dans l'histoire du sujet qui nous occupe.

M. Vidal étudiant la syphilis infantile fait du pemphigus des nouveau-nés une manifestatiou presque certaine de cette diathèse. Il résume ainsi l'état de la question à cette époque :

Pour M. Stolz, pour M. Hertle, son élève, pour M. P. Dubois, le pemphigus des nouveau-nés est syphilitique. Cette opinion partagée par MM. Danyau, Depaul, Cruvelher, Trousseau, Huguier, Cazenave, Bouchut, Vidal de Cassis, Maisonneuve et Montanier, a été rejetée par Valleix. MM. Cazeaux, Ricord, Cullerier, Diday et Hardy, tout en admettant la fréquence du pemphigus congénital chez les enfants de parents vérolés, en font un symptôme de cachexie et lui refusent le titre de pemphigus syphilitique. Une opinion mixte est soutenue par MM. Lagneau et Gubler.

MM. Ollivier et Ranvier s'emparant à leur tour de cette question si discutée reconnaissent deux espèces de pemphigus : la première, simple, fébrile ou non fébrile, occupant presque toujours le tronc, la seconde, syphilitique, ayant son siége spécial, sinon exclusif à la paume des mains et à la plante des pieds.

Ajoutons tout de suite que l'exposé précédent; qui pouvait être exact en 1860, ne l'est plus maintenant à cause des progrès considérables de la science, et

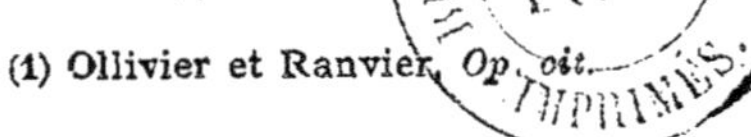

______

(1) Ollivier et Ranvier, *Op. cit.*

2

que plus d'un auteur, cité tout à l'heure pour ses
opinions exclusives, a dû se rendre à l'évidence des
faits et doit être rangé maintenant dans une autre catégorie. A mesure, en effet que la lumière
s'est faite sur ce sujet diffus à ses débuts, les obser-
vateurs se sont, pour la plupart, attachés à une opinion mixte qui, suivant M. Bazin, paraît réunir en
sa faveur la plus grande somme de probabilités, la
seule qui permette d'expliquer tous les faits.

Mais l'histoire du pemphigus des nouveau-nés
ne se termine pas ici, il nous reste à signaler les
épidémies.

Par ordre de dates, nous trouvons dans Ozanam (1) que Schenck, le premier (2), raconte qu'en
1588, il parut en Allemagne une épidémie singulière et inconnue. Toute la tête s'enflait d'une manière prodigieuse, et après une forte fièvre, il paraissait, sur la poitrine et sur les bras, des pustules
oblongues, ou plutôt des vésicules cristallines semblables à celles produites par l'eau bouillante, ac-
compagnées d'un grand prurit. Des ulcères malins
et serpigineux leur succédaient, qui étaient suivis
de la mort, si on les abandonnait à eux-mêmes.

André Lœw, dans sa *Constitution épidémique de
la Haute-Hongrie*, dit qu'au commencement de
l'automne 1688, on vit régner à Presbourg un pem-

---

(1) Ozanam. *Hist. médic. géné. et particulière des mal. épid., con-
tag. et épizcot. qui ont régné en Europe.* 2e édit. Paris et Lyon, 1855.
4 vol, t. IV, p. 139.

(2) *Obs. méd.,* lib. VI.

phigus appelé par les Allemands Nessel Krank-
heit.

Albrecht, en 1732, observa à Cobourg un pemphigus épidémique sur des jeunes gens et des
adultes. (Ozanam.)

Toutes ces observations ne présentent pas assez
de détails, ou lorsqu'elles en ont, elles ne ressem-
blent pas assez à ce que nous savons des épidémies
plus récentes, pour qu'on puisse en faire à coup sûr
du pemphigus. Il en est de même pour beaucoup
de celles qui suivent.

Le docteur Thierry rapporte dans sa *Médecine
expérimentale*, qu'en 1736, il régna à Prague une
épidémie formidable contre laquelle échouèrent
tous les secours de l'art. Elle débutait par une fièvre
continue aiguë, et dès le second ou le troisième
jour, il paraissait sur la surface du corps des ampoules ou vésicules, transparentes, jaunâtres, plei-
nes de sérosité de même couleur et de la grosseur
d'une noisette. Ces vésicules, venant à se rompre,
laissaient voir une large tache rouge, brune, qui
était entourée d'une croûte noirâtre. La maladie
durait deux semaines. (Ozanam.)

Langhans fait le récit d'une épidémie d'angine
grave, ayant sévi dans la vallée de Siementhal
(Suisse), en 1752, et s'accompagnant de bulles ou
vésicules. Mais pour Ozanam comme pour Gilibert,
c'est surtout l'angine qu'il faut considérer, et laisser

les bulles comme un épiphénomène sans importance (1).

Vient ensuite l'épidémie observée par Macbridge, en 1766, dans le comté de Wicklow (Irlande), qui, au contraire des précédentes, n'attaqua que les enfants, et en fit périr une grande quantité. Nous avons vu que Gilibert, qui nie d'ailleurs l'épidémicité du pemphigus, n'a aucune confiance dans cette relation.

Whitley Stokes (2) fait l'histoire d'une éruption de vésicules apparaissant surtout derrière les oreilles et suivies d'ulcères avec suppuration abondante, perte de substance et tendance rapide à la putréfaction.

C'était un pemphigus gangréneux propre à l'enfance, fort commun, paraît-il, en Irlande. La maladie débutait par un épanchement sous-cutané livide, puis survenaient une ou plusieurs vésicules qui, croissant pendant deux ou trois jours, s'ouvraient ensuite pour laisser couler un fluide clair, blanc ou jaunâtre et fétide. — A ces vésicules succède un ulcère douloureux; la suppuration devient ichoreuse, de mauvaise odeur, et la plaie s'étend rapidement. Le siége de la maladie est ordinairement derrière les oreilles, quelquefois sur les mains ou les pieds, aux parties sexuelles, sur la poitrine, aux lèvres, aux aines, et dans la partie intérieure de la bouche. Si le mal est derrière les oreilles, il détruit les attaches des cartilages postérieurs, se propage au méat auditif et aux yeux qui perdent leurs fonctions un ou deux

---

(1) Langhans. *Acta helvetica.* T. II.
(2) *Dublin. Medical Essays.* T. I, 1808.

jours avant la mort. Les récidives sont communes si la mort n'arrive pas à la première attaque. On a remarqué que les enfants atteints étaient généralement ceux des gens pauvres, logés dans des habitations humides. La maladie les affectait depuis l'âge de trois mois jusqu'à six et neuf ans. Elle a sévi en été et paraissait contagieuse. Spear l'a vue épidémique en 1800 (Ozanam).

Nous donnons cette observation pour ce qu'elle vaut, en faisant remarquer que bien des auteurs y ont voulu voir du pemphigus. Ce serait alors une forme spéciale et rare.

Le docteur Petiet, de Gray (Haute-Saône), a publié la relation d'un pemphigus épidémique qui s'est déclaré, en décembre 1812, au village de Batterans, peuplé de 294 habitants, tous dans l'aisance (1).

L'affection débutait par de la fièvre, de l'oppression, de la dyspnée et une démangeaison insupportable. Puis, du deuxième au cinquième jour, paraissaient des phlyctènes de la grosseur d'une aveline sur les bras, les cuisses et le ventre. Elles laissaient échapper, en s'ouvrant, une sérosité transparente et inodore, et faisaient place à un stigmate violet qui disparaissait presque aussitôt après la guérison. Les adultes seulement étaient atteints.

MM. Ollivier et Ranvier ont traduit dans leur

---

(1) *Journal général de médecine.* Août 1813.

Mémoire un passage de Reinbold (1), qui a étudié, en 1837, à Wenden, une épidémie de pemphigus neo-natorum, dont la description concorde merveilleusement avec ce que nous savons aujourd'hui sur cette affection et ce que nous avons pu observer.

Trousseau a publié, en 1842 (2), la relation d'une affection bulleuse qui était peut-être du pemphigus, mais nous sommes de l'avis de M. Besnier, qui trouve que la description donnée, quoique très-longue, est si défectueuse, qu'il est difficile d'en tirer quelque parti.

Il n'en est pas de même cependant d'une autre épidémie, observée également à Necker et décrite en 1850 par MM. Trousseau et Lasègue, sous le nom de varicelle pemphigoïde (3). Cette forme insolite fut la terminaison d'une épidémie de varicelle chez des enfants à la mamelle.

Le premier mois, la varicelle suivit son cours ordinaire.

Le deuxième et le troisième mois, l'éruption eût une durée de dix à quinze jours, et resta longtemps bulleuse, tandis que, dans la varicelle, on voit rarement des boutons après le cinquième jour. Les symptômes généraux furent d'ailleurs assez simples.

Plus tard, la fièvre et la prostration furent d'emblée con-

---

(1) Schmidt's Jahrbücher der Gesammten médicin. T. XXVII. p. 72.

(2) *Gaz. des Hôp.* 1842, p. 147.

(3) Trousseau et Lasègue. *De la Variole. de la Varioloïde et de la varicelle. Ga. méd.*, 1850, p. 478.

sidérables, et l'éruption, toujours successive, eut une durée de quinze jours. Les bulles étaient persistantes et se séchaient par résorption du liquide. Celles qui se déchiraient faisaient place à une croûte noirâtre ou suppuraient. Il survint une cacochymie semblable à celle que produit le pemphigus chronique et la mort arriva par diarrhée incoërcible ou par pneumonie intercurrente.

Cette forme terrible, contagieuse, mais non inoculable, se voyait surtout chez les enfants qui étaient dans de mauvaises conditions, mais la forme intermédiaire se pouvait constater chez ceux que la contagion surprenait dans l'état de santé le plus satisfaisant, La durée de l'éruption alla jusqu'à quarante jours, et l'épidémie ne cessa qu'après deux mois.

Peut-être Trousseau a-t-il eu affaire ici à une épidémie de pemphigus aigu, affection qui n'est certainement pas toujours bénigne, et qui serait venue se greffer sur une épidémie antécédante de varicelle. Quant à la transformation d'une de ces maladies dans l'autre, nous n'y croyons pas.

Tilbury Fox a vu une épidémie de pemphigus des nouveau-nés, en 1834-35 (1), dans le General Lying in Hospital. Il regarde ce pemphigus épidémique comme le résultat d'une toxémie aiguë, analogue à celle de la fièvre puerpérale. Peut-être, dit-il, cette maladie ne doit-elle pas être regardée comme du pemphigus.

Robert Barnes a publié quatre cas d'une affection bulleuse développée presque simultanément sur des

---

(1) Tilbury Fox. *Skin diseases*. 3° édit., 2873, p. 212.

enfants nouveau-nés, et dans laquelle on peut reconnaître un pemphigus épidémique (1).

Il s'agit de quatre enfants, âgés de quatre à douze jours, affectés, dans un court espace de temps, d'une affection bulleuse simultanée ou successive, siégeant aux aisselles, aux aines et au cou, ou même aux membres et au tronc, mais jamais à la face palmaire des mains ou plantaire des pieds, sans trouble bien marqué de l'économie, sans asthénie, sans cachexie. Un cinquième cas fut observé chez un enfant de quatre ans, habitant la même maison qu'un des précédents, ce qui fait que l'auteur songe à la contagion; enfin il note encore deux cas nouveaux en terminant. Il est porté à rattacher cette éruption au genre pompholyx, quoiqu'au début il la qualifie simplement de maladie bulleuse.

M. Devergie (2) n'a aucun doute sur la nature de cette affection et en fait du pemphigus simple, non syphilitique, en raison de son apparition quelques jours après la naissance, et de sa distribution étrangère à la face plantaire des pieds et palmaire des mains

Plus récemment, viennent l'épidémie observée par MM. Ollivier et Ranvier à l'hospice des enfants assistés, en 1861, mais au sujet de laquelle les détails font défaut, celle de M. Hervieux en 1868, extrêmement intéressante sous tous les rapports (3), puis celle de M. Homolle, décrite avec

---

(1) *Un. méd.* 1852, p. 296.

(2) Devergie, *T.aité pra,ique des maladies de la peau,* 2e éd. 1857.

(3) *Bullet. Soc. méd. des hôp.* 1868.

beaucoup de précision (1), et une dernière, dont nous avons trouvé la mention dans le journal de M. Hayem. Celle-ci est due à M. Ahlfeld (2), qui l'intitule : Endémie de « morbus bullosus neonatorum, » observée à la maternité de Leipsig. En voici l'analyse telle que nous l'avons trouvée :

« Sous le nom de *morbus bullosus neonatorum,* l'auteur désigne une éruption de pemphigus non syphilitique dont il a observé vingt-cinq cas chez des nouveau-nés du 12 juillet au 29 septembre 1872. D'habitude, les bulles apparaissaient en premier lieu au cou et dans les aines, et, de là, s'étendaient à la face et au ventre. L'éruption disparaissait au bout d'un certain nombre de jours assez variable, de un à quinze jours, occasionnant un léger mouvement fébrile aux enfants lorsqu'elle était très-confluente ou qu'il coexistait une légère complication, telle que la blennorrhée, par exemple. Les enfants n'ont pas présenté de symptômes graves pendant leur séjour à la maternité; mais, d'après les renseignements parvenus ultérieurement, quelques-uns auraient succombé après leur sortie. L'auteur pense qu'il s'agissait d'une maladie contagieuse, et telle est la raison qui lui a fait rejeter la dénomination de pemphigus. »

Il est probable que M. Parrot a observé également des épidémies de pemphigus, car dans ses leçons sur l'athrepsie (3), non-seulement il reconnaît l'existence de cette affection, mais encore, comme

(1) *Comptes rendus de la commission des maladies régnantes,* 8ᵉ fasc. année 1874-1875.

(2) *Ueber eine Endemie von morbus bullosus neonatorum in der Entbindungs Anstalt zu Leipsig. Ahlfed (Archiv. für Gynæchologie,* T. V, fasc. 1, 1873.

(3) *Progr. Médic.* 1874. *p.* 789.

nous le verrons plus loin, c'est à cette variété qu'il rapporte un grand nombre de cas observés dans le cours de l'athrepsie et attribués exclusivement à celle-ci.

On remarquera que nous nous sommes attachés à présenter surtout l'histoire du pemphigus épidémique dans son ensemble, et de plus que les auteurs que nous avons nommés ont aussi souvent décrit des épidémies d'adultes que d'enfants. C'est que cette question n'avait pas encore été traitée jusque aujourd'hui, et que dans beaucoup d'ouvrages où il est fait mention en passant de l'histoire du pemphigus épidémique, on a souvent attribué à tort des descriptions de cette maladie à d'anciens auteurs dont les récits sont trop imcomplets ou trop diffus pour qu'on puisse établir un diagnostic précis à la seule lecture. Il a donc été nécessaire de reprendre l'une après l'autre toutes ces histoires pour arriver à établir ce fait, à savoir que le pemphigus épidémique est de connaissance toute récente et que les observations exactes, complètes et probantes datent à peine de quelques années.

Quant au pemphigus sporadique, syphilitique ou autre, nous avons cité un assez grand nombre de noms qui se rattachent à son histoire. Nous pensons que cet exposé, très-écourté, ne sera pas aride en ce sens qu'il évitera à ceux qui voudront plus tard reprendre le même sujet d'étude, une grande quantité de recherches dans lesquelles le résultat est souvent loin de répondre aux espérances qu'on conçoit en les entreprenant. C'est toujours **dans ce** but que nous ajoutons à ce chapitre une liste des ouvrages dont nous n'avons pas parlé précédemment.

D'ailleurs, nous aurons encore à revenir sur un grand nombre de ces travaux, soit pour y emprunter des détails importants, soit pour les discuter de nouveau avec plus de développements, en étudiant les caractères du pemphigus.

Nous avons tenu aussi, dans cet exposé historique, à faire voir comment des observations successives ont créé une entité morbide seulement, signalée autrefois, mais non étudiée : le pemphigus épidémique qu'on est arrivé peu à peu à séparer du pemphigus syphilitique, celui-ci n'étant plus alors qu'un symptôme, une manifestation précoce et grave d'une maladie générale. Le pemphigus sporadique, cachectique ou se développant chez des enfants doués d'une bonne constitution et non affaiblis, se trouve aussi former une classe séparée. C'est seulement en traitant des causes et de la nature du pemphigus des nouveau-nés qu'apparaîtra l'opportunité de discuter la valeur de ces conclusions.

Linnée. Apparatus ad nosologiam, seu synopsis... — *Thierry*. Médecine expérimentale, 1755 — *Cullen*. Genera morborum. gen. XXXII. — *Hall*. Annales of medicine — *Martin*. Journ. de méd. chir. et pharm. T. II. — *Odier*. Mémoire sur l'inoculation de la vaccine à Genève, an XI. — Bibliothèq. britanniq. vol. XVI — *Mongenot*. De la vaccine considérée comme antidote de la petite vérole. **Paris,** an XI. — *Consbruch* de Bielefeld. Journ. de méd. de Hufeland. T. XXVII. Bibliothèq. méd. de Royer-Collard. T. XXIII. — *Selle.* Obs. méd. trad, p. Coray — *Franck.* Epitome de cur. hom. morb. lib. III. Traité de méd. prat. trad. p. Gondareau. T. I. — Journ. de Sédillot. T. XI. An. VIII. — *Husson.* Recherches historiq. sur la vaccine. 3ᵉ·éd. — *Fine.* Journ de Corvisart. T. I. — *Rayer.* Mal. de la peau. T. I. — *Wichmann.* Beitrag zur Lehre des Pemphigus. Erfurth 1799. — *Cruveilhier.* Anat. pathol. du c. humain. 15ᵉ livraison. Biblioth. du méd. prat. T. VII et VIII. — *Bertin.* Traité de la mal. vénér. chez les n.-nés, les f. enceintes et les nourrices. Paris 1810. — *Stein.* Nachgelassene geburtshülfliche Wahrnehmungen. Marburg 1809. — *Gaide.* Obs. sur pemphigus. Arc. gén. de méd. T. XVIII. 1818. — *Carus.* Salzburger medicinische Zeitung. 1821. Band II. — *Siebold.* Journ. fur Geburtskunde 1823. Band IV. — *Hinze.* Journ. der Prak. Heil. avril 1826. Bull. des sc. méd. de Férussac. T. XI. — *Hufeland's.* Journ. 1825-26. — *Sachse.* Journ. compl. du dict. des sc. méd. T. XXIV. 1826. — *Jorg.* Handbuch der kinderkranckheiten. — *Cedersiœlch.* Schmit's Jahrbücher 1827 et passim — *Meissner.* Die kinderkrankheiten 1828 Leipzig — *P. Dubois.* Dict. de méd. T. XXIII. Bullet. Soc. anat. passim — *Hervieux.* Étude bibliographique sur le pemphigus 1852 — *Desruelles.* Des manifestat. de la syp. congénit. Th. in. 1852 — *Nat. Guillot.* Monit. des hôpit. 1853 — *Depaul.* Mém. acad. méd. 1853. T. XVII — *Foda.* Un. méd. 1855 — *Putégnat.* Traité de la syph. des n.-nés. Paris 1854 — *Lafaurie.* Ueber die Unzulanglichkeit der bisherigen pemphigus. Diagnose von Dʳ Lafaurie. Würtzburg 1856 — *Capdevilla.* De la syph. chez les enf. Gaz, hebd. 1856 — *Koch* von Wiesbaden. Zur œtiologie des pemphigus n. nat. Jahrb. für kinderheilk. VI. Jahrg. 4 Heft. — *Guichard,*

Etude sur le pemph. congénit. Th. in 1860 — *Hébra*. Traité des mal. de la peau. trad. p. Doyon 1869. T. I — *Mettenheim*. Jahrb. für kinderkrankheiten 1873 — *Martineau*. De la f. herpét. Trib. méd. 1875 — *Dawosky*. Blœt. f. Heilwis. IV. 24. 1875.

ÉTIOLOGIE.

Bien des obscurités planent encore aujourd'hui sur l'étiologie du pemphigus des nouveau-nés. Et ce n'est pas seulement le *modus faciendi* de la cause qui se montre insaisissable, dans beaucoup de circonstances, c'est la cause elle-même. A part, en effet, la syphilis, l'épidémie, la contagion et l'inoculation, tout le reste n'est qu'hypothèse ou pure affirmation. Nulle part on ne trouve dans les causes invoquées une relation suffisante avec les effets pour les faire regarder comme réelles, et si, dans bon nombre de cas, il en a paru ainsi, un examen plus approfondi et des observations plus complètes ont fait rejeter sur des hasards de coïncidence les rapports de causalité qu'on avait cru rencontrer. Remarquons d'ailleurs en passant que ce n'est pas là un privilége du pemphigus, mais que beaucoup de maladies, quoique bien étudiées et bien connues sous le rapport de leurs symptômes, présentent une égale lacune quant à leur étiologie.

Il résulte de ceci que les théories et les idées préconçues ou celles qui ne présentent pas pour base la plus stricte observation, doivent être rejetées, ou, en d'autres termes, que ce n'est pas, à proprement parler, une explication des faits que nous devons entreprendre, mais simplement leur constatation et leur classement méthodique.

La syphilis se place au premier rang comme cause du pemphigus des nouveau-nés. Tous les auteurs sont d'accord sur la réalité de cette étiologie, d'ailleurs démontrée par les autopsies, ou la coïncidence, assez fréquente, entre l'affection de l'enfant et la syphilis d'un des générateurs ou des deux, pour ne laisser aucun doute sur leur corrélation. (1).

Voici l'observation la plus intéressante que nous ayons recueillie.

A. T. 39 ans, couturière, mariée, entre le 14 mai et accouche le même jour, à 8 mois, d'une fille couverte de pemphigus.

Cette femme a eu : 1° Un premier enfant, âgé aujourd'hui de 13 ans et demi; 2° un deuxième né onze mois après, mort pendant la dentition sans phénomènes spéciaux ; 3° un troisième venu mort à terme (?) avec l'épiderme s'enlevant par lambeaux; 4° un quatrième venu mort à terme (?) dont la peau ne s'enlevait pas; 5° un cinquième, sixième, septième, huitième et neuviéme enfant, dont la naissance à terme fait encore question, à cause de la mémoire peu précise de la mère, tous morts de un mois à trois mois, avec

---

(1) V. Trousseau, *Cliniq. Méd.*, 3° éd. T. III, p. 297.

des boutons aux parties; 6° un dixième enfant, mort à sept semaines, sur lequel on ne peut avoir de renseignements, quoique le plus récent.

Rien, cependant, dans les antécédents de la mère, n'indique l'existence de la syphilis. Elle a eu, il y a douze ans, quelques rougeurs sur le corps, pour lesquelles elle alla consulter à Lariboisière, d'où on la renvoya sans traitement. On n'a pas interrogé le père.

L'enfant est assez gros, ses fonctions se font bien. Tout le corps, y compris la paume des mains et la plante des pieds, est parsemé de taches grandes comme une pièce de dix sous, blanchâtres, arrondies, formées par l'épiderme séparé des couches sous-jacentes, et soulevé par une minime quantité de liquide séro-purulent. Chaque bulle est entourée d'une aréole non inflammatoire, mais ressemblant aux macules brunâtres de la syphilide pigmentaire du cou, ayant son maximum de coloration au bord de l'épiderme soulevé et allant en s'effaçant dans un rayon de cinq millimètres environ. Aucune éruption concomitante.

Deux jours après, on remarque que l'auréole brune prend une teinte presque cuivrée. Certaines bulles sont remplacées par une croûte épaisse, brunâtre. D'autres, surtout remarquables aux faces plantaires et palmaires, quoique en petit nombre, se sont complétement formées, et sont remplies d'un liquide purulent. La même aréole cuivrée les entoure. Il n'y a nulle part de base enflammée ou indurée.

Malgré l'administration d'iodure de potassium à la mère, et les frictions d'onguent mercuriel sur la peau de l'enfant; celui-ci refusa le sein et mourut au bout de trois jours.

L'autopsie faite par M. Déjerine montre que le thymus, le foie et la rate sont notablement plus volumineux qu'à l'état normal, et cette hyperthrophie est surtout remarquable si on compare les organes syphilitiques à ceux d'un autre enfant, mort à quinze jours, de pemphigus simple. Il n'y a de pus nulle qart. Le foie, dur, présente cette coloration qu'on a comparée à celle de la pierre à fusil. Rien dans les poumons ni dans les os.

Le pemphigus non syphilitique a été souvent divisé en cachectique et non cachectique, ce dernier se montrant chez des enfants bien portants en apparence et ayant habituellement une terminaison favorable, tandis que l'autre survient chez les.enfants mal nourris ou tombés dans un état de marasme, comme résultat de la cachexie (1).

Nous pouvons dire tout de suite que dans les épidémies, on observe simultanément ces deux ormes et que, dans cette circonstance au moins, la cachexie doit être laissée de côté comme cause.

Invoquée surtout par Cazeaux et Valleix, la cachexie serait héréditaire ou acquise. Elle procéderait de la syphilis, du scorbut, de la tuberculose, du rachistisme, de la scrofule, de la misère ou des privations, en nn mot de toutes les causes de détérioration, quelles qu'elles soient.

La réalité du pemphigus cachectique est aujourd'hui admise par presque tous les auteurs, se fondant en cela sur la bénignité relative de l'affection, sur l'absence d'antécédents spécifiques dans les familles et sur l'état misérable de l'enfant au moment où il est atteint.

Remarquons maintenant que, si la cachexie était

---

(1) V. Trousseau. *Clin. Méd·* 3ᵉ édit. T. III, p. 297.

une cause de pemphigus, l'enfant qui nait avant terme devrait y être plus exposé. Il jouit à sept ou huit mois d'une vitalité moindre, sa force de résistance à la maladie, surtout à l'athrepsie est moindre aussi que chez celui qui vient après neuf mois de gestation, et cependant, il n'est pas plus souvent affecté que les autres. La cachexie ne joue donc pas un rôle bien considérable comme condition favorable à la contamination. En effet, la naissance prématurée n'est pas donnée dans les auteurs comme cause de pemphigus, et si on la trouve citée ici, c'est dans le but de faire voir que la faiblesse de l'enfant, évidente dans ce cas, ne suffit pas pour expliquer la maladie. Bien plus, nous avons vu à St-Louis un avorton de sept mois qui fut atteint de pemphigus épidémique et guérit très-bien, tandis que d'autres enfants plus forts, nés à neuf mois révolus en moururent rapidement. L'observation est intéressante à plus d'un titre, la mère ayant été frappée de péritonite, obligée de cesser d'allaiter son enfant qui fut nourri à la cuiller, et finalement étant morte de sa péritonite, avec du pus dans l'épaisseur des parois utérines, tandis que l'enfant, guéri, sortait de l'hôpital.

P. A., primipare, non mariée, 20 ans, couturière; entrée le 3 mai 1876, accouchée le même jour, à sept mois, d'une fille, petite, mais prenant bien le sein.

Le 7 mai. — L'enfant a été un peu agité. Une légère excoriation, comme succédant à la rupture d'ne bulle au devant du cou.

11 mai. La mère a peu de lait et l'enfant, depuis quelques jours, est nourri à la cuiller. Un peu de fièvre et d'agitation la nuit, Nouvelle bulle entourée d'une auréole rouge sur la joue droite.

12 mai. — La mère a un peu de diarrhée et de sensibilité du ventre. L'enfant va bien.

14 mai. — Nouvelles bulles sur la joue droite. Le conduit auditif externe, à droite et la narine gauche sont complétement obstrués par une croûte jaunâtre, attribuée au pemphigus. La mère est atteinte de péritonite bien caractérisée.

16 mai. — Les excoriations sont presque recouvertes d'épiderme nouveau, les croûtes du nez et des oreilles se détachent,

17 mai. — L'eufant peut être regardé comme guéri, il n'a présenté aucun phénomene nouveau pendant quatre jours qu'il est encore resté dans le service. La mère est morte le 18 ; elle avait été séparée de son enfant dès le début de sa péritonite.

L'analyse de cette observation nous montre tout au moins que, si l'épidémie a été la cause du pemphigus, la faiblesse inhérente à la constitution d'un avorton de sept mois, n'en a, en aucune façon, modifié la marche qui a été simple, au contraire de ce qui arrivait au même moment pour d'autres enfants nés à terme, forts et allaités par leur mère. Il semble cependant que dans ce cas la cachexie avait beau jeu pour aggraver l'état du petit malade, influence qu'on ne saurait lui retirer si on la considère comme prépondérante dans la production de cette même affection. D'après la théorie, il aurait dû en être ainsi, mais l'enfant est sorti sain et sauf. D'où vient ceci, si ce n'est de ce qu'il ne faut accuser exclusivement que l'influence épidémique.

M. Parrot se demande également si l'athrepsie suffit pour provoquer le pemphigus au même titre que l'érythème et les ulcérations malléolaires.

Me basant d'une part sur sa rareté relativement aux deux autres affections, et, d'un autre côté, sur l'existence d'un pemphigus qui atteint des nouveau-nés en dehors de tout état cachectique j'estime qu'une prédisposition individuelle ou bien encore une influence épidémique sont indispensables à son apparition, et que l'athrepsie n'intervient que pour lui donner cette physionomie et ces allures ternes et atones qui le font si justement qualifier de pemphigus cachectique. » Parrot.

Est-il suffisant. en effet, qu'un organisme soit débilité pour que le pemphigus se développe ? Qu'on considére combien d'individus épuisés en sont atteints, aussi bien.chez les enfants que chez les adultes. et on arrivera fatalement à cette conclusion, savoir, que le nombre des cachexies est considérable et celui des pemphigus très-restreint, d'où logiquement on déduit que la cachexie, influence prédisposante sans doute, se combine à d'autres causes plus puissantes, véritablement déterminantes, comme peut-être quelque altération du sang ; restée inconnue daus son essence, puisque les analyses, publiés par Hebra, n'ont jusqu'à présent rien révélé de matériellement appréciable.

Nous hommes heureux, dans cette manière d'envisager les faits de nous rencontrer avec M. Parrot et avec MM. Ollivier et Ranvier.

Ajoutons encore que la cachexie nous a paru très-souvent consécutive à l'apparition du pemphigus, et ce n'est qu'après que les bulles s'étaient montrées que l'enfant s'est mis à refuser le sein, a pris de la diarrhée et finalement est mort athrepsique.

Voici une de ces observations.

M. G. 27 ans, domestique, non mariée, primipare, entrée le 11 mai 1876, accouchée le lendemain, à terme, d'une fille bien portante, prenant bien le sein.

17 mai. Apparition au cou de l'excoriation caractéristique que nous avons notée chez la plupart de nos malades. — 20 mai, deux bulles à la face. l'enfant n'a pas cessé de se nourrir. — 22 mai, un peu de diarrhée, quelques vomissements, pas de nouvelles bulles. — 23 mai, Amaigrissement, l'enfant ne se nourrit plus. — 24 mai, mort.

Dans beaucoup d'autres cas où les malades sont sortis avant la terminaison de l'affection. l'ordre de succession des symptômes a été le même, et, lorsque la diarrhée et l'amaigrissement ont précédé l'éruption, c'est presque toujours la veille seulement qu'ils ont paru. Une seule fois, l'enfant avait de la diarrhée au moment de la naissance. En résumé, sur 32 pemphigus, 21 pendant le temps qu'ils ont été soumis à notre observation n'ont présenté aucun symptôme athrepsique, deux ont refusé le sein et ont pris de la diarrhée le même jour que l'éruption paraissait, chez 4 le pemphigus s'est montré le premier, et chez 5 autres il a été consécutif.

Il est à noter que ces résultats ont été obtenus pendant le cours d'une épidémie; il serait utile de les contrôler dans les cas isolés.

Reste à chercher quelle peut-être cette prédisposition dont parle M. Parrot. M. Bazin sans vouloir trancher la question d'une manière absolue, rapporte que dans plusieurs cas soumis à son observation, le pemphigus s'est présenté à lui avec tous les caractères de siége, de forme, de marche, d'hérédité, etc.... qu'il attribue à son pemphigus pseudo exanthématique de nature arthrique. Ce serait l'arthritis qui répondrait à l'inconnue de M. Parrot. Mais M. Bazin ne connaissait pas alors le caractère épidémique que revêt quelquefois le pemphigus, car une épidémie de manifestations arthritiques lui eut semblé sans doute plus extraordinaire. Doit-on d'un autre côté restreindre cette étiologie aux cas sporadiques? Nous ne nous prononcerons pas, tout en la trouvant peu probable.

Ainsi, cette prédisposition presque démontrée par M. Parrot nous est inaccessible, mais il n'en demeure pas moins constant que, malgré toute la propension qu'on peut avoir à conserver la cachexie parmi les causes les mieux avérées du pemphigus, cette etiologie ne suffit plus, et qu'il faut chercher ailleurs. L'expression de pemphigus cachectique doit rester pour peindre l'état chétif et misérable de l'enfant qui en est atteint, mais elle ne doit impliquer aucune relation de cause à effet comme celle de pemphigus syphilitique.

Le pemphigus qui se développe hors de la syphilis et de l'état cachectique, et de plus, sans qu'il y ait lieu de faire intervenir la notion de l'épidémicité, chez un enfant bien portant et qui se nourrit bien, a été souvent observé. Un cas très-intéressant en a été publié par M. J. Simon (1). Il s'agit d'un enfant né à terme, atteint au huitième jour de pemphigus occupant le tronc et la tête. Les parents ne sont pas syphilitiques. La forme de l'éruption dénote d'ailleurs un pemphigus simple. Des poussées successives de bulles se font pendant huit jours, puis une diminution dans les symptômes fébriles apparaît et le douzième jour l'enfant guérit, sans avoir un instant cessé d'augmenter de poids.

« En résumé, un pemphigus aigu simple peut se développer quelques jours après la naissance, empreint des caractères non équivoques qui permettent de le distinguer du pemphigus syphilitique ou cachectique. »

Sa cause, lorsqu'il est isolé, comme dans le cas présent, est évidemment difficile à saisir. C'est ici que l'arthritis de M. Bazin trouverait le plus facilement sa place. Sans faire d'hypothèses, il faut se borner à enregistrer le fait pour en tenir compte au besoin.

Remarquons seulement que, dans le cas précédent, nous voyons le pemphigus cesser ses progrès le huitième jour, précisément au moment où la

---

(1) J. Simon, *Bullet. soc. méd. des Hôpit.* 1872, p. 283.

nourrice fut changée. C'est peut-être une simple coïncidence, mais il serait besoin d'un grand nombre d'observations pour en décider sûrement, d'autant plus que l'enfant, non-seulement n'avait pas dépéri avec la première nourrice, mais avait augmenté de poids, et de plus que la marche de ce pemphigus, considérée dans son ensemble, reproduit exactement celle d'un grand nombre de pemphigus analogues évoluant en toute liberté.

Les épidémies de pemphigus sont connues. Nou avons cité, en faisant l'historique, les auteurs qui les ont signalées. Mais nous ne devons pas nous en tenir à une simple mention, et quoique la cause première nous échappe, nous contenter d'un mot.

« La cause occasionnelle nous apparaît quelquefois et nous suffit : tel est le cas du typhus de la famine et des camps. Il nous suffit de remédier à la cause occasionnelle pour détruire la matière de l'épidémie. » (1).

Peut-être en sera-t-il de même pour le pemphigus des nouveau-nés.

Il devient donc utile, à défaut des causes premières, dont la recherche serait aujourd'hui sans résultats, de nous livrer à celle des causes occasionnelles.

Nous devons à la vérité d'avouer que, jusqu'à présent, cette étude n'a fourni que des banalités. La malpropreté, la misère ou l'alimentation trop forte ont été invoquées. Rien ne prouve leur action;

---

(1) Lorain, Nouv. Dict. de Méd. et chir. prat. t. XIII. (Art. épidémie).

et l'épidémie affecte indistinctement tous les enfants bien ou mal portants, négligés ou soignés. Il en est de même du trouble des fonctions digestives qui précède, accompagne ou suit fréquemment l'apparition du pemphigus. Il semble qu'il serait plus juste de rapporter ce trouble, lorsqu'il existe, à la même cause inconnue qui produit le pemphigus.

Les irritations de la peau, non-seulement ne peuvent être cause de pemphigus, mais n'influent peut être en rien sur sa localisation.

« Bien qu'il puisse affecter les diverses régions de la peau, il en est où on le rencontre plus habituellement, ce sont le cou, les aisselles et les aines, toutes places où ce tégument est particulièrement mince et délicat. D'ailleurs les causes d'irritation ne semblent avoir aucune influence sur sa localisation. » (Parrot).

Parmi les causes énumérées précédemment, de même que parmi les suivantes, il s'en trouve qui ne sauraient avoir qu'une influence individuelle et resteraient sans action pour la production d'une épidémie. Néanmoins, il a paru utile de les signaler, à supposer qu'on admette que la contagion soit le premier principe des épidémies observées. Celles qui restent encore à noter ont une mince valeur, et nous ne les donnons que parce que, rien n'étant encore nettement déterminé dans cette étiologie, il ne faut en conséquence, et jusqu'à ce qu'on soit fixé, rien passer sous silence.

Hippocrate, dans le 1er paragraphe du 2e livre

des Epidémies, parle d'une maladie éruptive caractérisée par des phlyctènes semblables à celles des
brûlures qui se manifesta à Cranon pendant les
grandes chaleurs de l'été, après un vent du midi et
des pluies abondantes.

Langhans attribue l'épidémie à des brouillards
qui avaient régné auparavant dans le pays; mais
ailleurs, il rapporte encore le pemphigus à l'inges-
tion de fromage, d'eau-de-vie de blé ou de cerises.
Pour notre part, nous avons observé un pemphigus au début d'une épidémie, il est vrai, chez un
nouveau-né auquel on avait fait boire du vin à l'occasion de son baptême. Dans ce cas, où l'intervention d'une alimentation excitante a été invoquée,
il est possible qu'on ait eu affaire à cette variété
d'urticaire décrite par Hebra sous le nom d'*urticaria bullosa, vesiculosa*, quelquefois, suivant cet auteur, confondue avec le pemphigus, surtout chez
les enfants.

Consbruch présume que le froid, joint à la malpropreté, peut produire le pemphigus (Gilibert).

Steward l'a observé dix jours après la suppression
brusque de la rougeole par suite de l'exposition à
l'air froid, Trousseau après la scarlatine. On l'a vu
encore succéder à l'eczéma (Gintrac).

Nous omettons naturellement les causes spéciales
aux adultes, telles que l'immersion dans 'eau bour-
beuse des marais invoquée par Gilibert pour les
chasseurs, de même que celles qui produisent ces
bulles qu'on s'est plu à décorer du nom de pemphi-

gus symptomatique, telles que la gale, l'œdème.....
A ce compte, les vésicatoires, les brûlures pour-
raient être rangés dans les causes du pemphigus.

A cette énumération déjà trop longue en raison de
son peu d'intérêt pratique, il faut encore ajouter
la vaccine souvent incriminée.

D'après Husson, le pemphigus s'est manifesté
plus fréquemment depuis l'introduction de la vaccine en France. Béchet de Nancy (1) a remarqué
que les enfants récemment vaccinés en étaient atteints plus souvent que les autres. De même Fine,
Martin, Odier, Mongenot citent des exemples de
pemphigus à la suite de la vaccine qui en serait la
cause (Gilibert). Les observations de ces auteurs
concordent entre elles. MM. Ollivier et Ranvier,
qui font cette remarque, citent eux-mêmes un pemphigus syphilitique recevant comme un coup de
fouet dix jours après la vaccination de l'enfant, précisément à l'époque où se développe le pemphigus
vaccinal, et en tirent la conclusion qu'il ne faut pas
vacciner les enfants atteints de pemphigus syphilitique avant leur guérison complète et définitive.

Cette partie de l'étiologie n'a pas été assez étudiée
pour qu'on puisse se prononcer sur la valeur de ces
faits. Nous ajouterons seulement que nous n'avons
rien observé de semblable pour le pemphigus épi-

---

(1) *Gaz. heb.* T. I. 1868.

démique et que, non content de vacciner les enfants sans que rien de particulier en résultât, nous avons même pris sur eux du vaccin sans pour cela communiquer le pemphigus aux autres en même temps que l'éruption vaccinale.

On a noté l'influence de la dentition (Gibert). Underwood désigne sous le nom de phlyctènes « une affection qui se montre soit dans les maladies de l'intestin, soit pendant la dentition. » (Barnes).

L'état puerpéral, l'infection peurpérale doivent-ils être considérés comme une cause de pemphigus ? Nous ne le pensons pas. On sera bientôt convaincu du peu de fondement de cette étiologie, si on met en regard la quantité de relations de fièvres perpuérales qu'on trouve dans les auteurs avec celles des épidémies de pemphigus. Celles-ci sont rares, relativement aux autres et de plus elles ne les accompagnent pas. comme le rapport de cause à effet devrait le faire soupçonner. L'ouvrage de M. Quinquaud sur le perpuérisme infectieux (1), qui note tous les accidents de l'infection puerpérale ne mentionne nulle part le pemphigus. De même de tous les ouvrages traitant la même matière.

A l'égard de l'état puerpéral simple, sans infection, nous ferons les mêmes remarques et nous ajouterons que ce serait tourner dans un cercle vicieux que de lui attribuer le pemphigus des nouveau-nés.

---

(1) Quinquaud. *Essai sur le Puerpérisme infeotieux.* 1872.

Ceci dit. nous devons maintenant faire connaître quelques faits particuliers desquels nous nous garderons bien de tirer des déductions prématurées. Le premier nous a été communiqué par M. Homolle. Il s'agissait d'une femme qui au cours de trois grossesses différentes fut chaque fois atteinte de pemphigus. Ici, ce n'est plus un enfant, il est vrai, mais une femme en état puerpéral. Franck cite un médecin allemand qui a observé un exemple identiquement semblable au précédent. C'est encore une femme qui, toutes les fois qu'elle redevint enceinte après son premier accouchement, fut prise de pemphigus pendant les derniers mois de la grossesse.

La seconde remarque a trait à ce que nous avons observé dans l'épidémie dont nous avons suivi le développement à l'hôpital Saint-Louis. Comme dans tous les services d'accouchement, il y eut quelques péritonites simples, mais il se produisit aussi des affections manifestement infectieuses et notamment un cas de typhus. Ces accidents furent rares et les femmes aussitôt séparées, cependant on dut une fois se demander s'il n'y avait pas lieu de fermer le salle. Cet état des femmes n'influa en aucune façon sur la marche du pemphigus des enfants.

A côté de la question de l'épidémie se place naturellement celle de la contagion. Celle-ci, admise par certains auteurs, a été niée par d'autres (Gintrac). Si on accepte comme un exemple de pemphigus épidémique, méconnu à cause de sa rareté, l'épidémie décrite par Trousseau et Lasègue sous le nom de varicelle pemphigoïde, on trouve dans l'autorité de ces deux maîtres un grand argument en faveur de la contagion. Ils disent en effet que leur varicelle pemphigoïde était contagieuse au même titre que la variole simple. Barnes (V. l'*Historique*), cite un cas qu'on peut rapporter à la contagion. M. Homolle nous a communiqué deux observations où nous voyons des bulles apparaître chez des mères qui nourrissaient leurs enfants atteints de pemphigus. Nous trouvons assez de détails dans l'une pour reconnaître que l'enfant fut affecté au cinquième jour de sa naissance et la mère neuf jours après l'enfant et de plus que, chez celle-ci, l'éruption occupant la face suivit la même marche par poussées successives que chez l'enfant. Pour notre part, nous n'avons pas encore eu l'occasion de constater de semblables faits qui nous semblent d'ailleurs suffisants dans la preuve de la contagion.

L'observation suivante, extrêmement curieuse, que nous empruntons au journal de Hayem doit à notre avis être regardée comme un exemple de contagion. C'est en effet une sage-femme qui transmet l'affection aux enfants, comme d'autres accoucheurs ont transmis des affections puerpérales aux femmes (1).

---

(1) *Zür. Ætiologie des pemphigus n. nat.*, par le docteur Koch de Wiesbaden *Jahrbüch für Kinderheilk.* VI. Jahrg. 4 Helf., oct. 1873. *Journal de Hayem.* T. III, p. 650.

« L'auteur ayant eu l'occasion d'observer sept cas de
pemphigus chez des nouveau-nés dans l'espace de trois
mois, fut frappé de la fréquence insolite de cette affection
et en rechercha la cause. Or, tous ces petits malades prove-
naient de la clientèle d'une seule et même sage-femme, et,
chose plus singulière, il n'existait pas d'autres cas dans la
ville. Autre particularité : cinq de ces enfants étaient nés en
présentation du siége, deux autres pouvaient être atteints
de syphilis congénitale ; mais le fait n'était pas absolument
démontré. Conclusions : il est probable que la sage-femme
avait transmis la maladie d'un enfant à l'autre, et cette
contagion indirecte et médicale semble d'autant plus admis-
sible que la présentation vicieuse des enfants rendait son intervention manuelle nécessaire, et, partant, le contact plus
prolongé. En terminant, l'auteur ajoute qu'il vient d'observer un huitième cas de pemphigus chez un nouveau-né ;
or, ce dernier vient encore de chez la même sage-femme.
Cette dernière confirmation ajoute encore une certaine valeur à l'observation étiologique faite par le D⿰ Koch.

Toutes les inoculations faites avec le liquide des
bulles sont restées sans résultats. « Cependant
Sharlot rapporte un cas de pemphigus neo-natorum dont le liquide était susceptible de trans-
mettre l'affection bulleuse, car plusieurs personnes
qui eurent des rapports avec l'enfant furent atteintes à leur tour de pemphigus. En l'inoculant sur
lui-même, Sharlot produisit des bulles. (1) » Ollivier
et Ranvier. C'est le seul auteur qui soit arrivé à un
semblable résultat. Nous ne parlons pas du pemphi-

(1) Schmidt's Jahrbucher der Gesammten medicin. T. XXXVII. p. 72.

gus syphilitique avec lequel on n'a pas expérimenté.

Les inoculations dont on trouve les résultats négatifs dans un grand nombre d'ouvrages paraissent avoir été faites sur des enfants, soit déjà atteints, soit sains. Aucun expérimentateur n'en a fait sur lui. Voici donc les résultats tout-à-fait inattendus que nous avons obtenus de piqûres faites sur nous-même. Ils nous semblent absolument démonstratifs, en ce sens que la lésion survenue a été une bulle, toujours une bulle, c'est-à-dire une lésion identiquement semblable à celle dont nous avions tiré la matière de l'inoculation. De plus, le liquide de cette bulle, introduit sous d'autres points de l'épiderme, a encore provoqué l'apparition d'autres bulles de deuxième et même de troisième génération. On ne saurait trop insister sur un tel fait, en contradiction flagrante avec ce que des auteurs recommandables, comme, par exemple, M. Gintrac, M. Hervieux, ont avancé. Encore une fois, nous n'avons eu ni pustules, ni ecthyma, ni ulcérations, ni papules, ni tubercules, mais toujours et fatalement une éruption bulleuse.

Voici ces observations :

Le 14 juin, Nous nous faisons sur la face antérieure de l'avant-bras deux piqûres, à l'aide d'une épingle chargée de liquide purulent recueilli dans une petite bulle d'un enfant atteint de pemphigus épidémique. Cette bulle n'avait pas plus de six heures d'existence. Le lendemain seulement apparaît une rougeur persistante. — 48 heures après, la rougeur est circonscrite par une bordure nette, un peu saillante, sa surface paraît plissée.

Le 17, 72 heures après la piqûre, l'épiderme est soulevé sur plusieurs points à la fois de la surface de la rougeur. Ce ne sont pas des vésicules, c'est la bulle qui se forme d'emblée, comme sous un emplâtre vésicant. Il n'y a pas d'auréole. La bordure disparait dans le soulèvement qui se complète rapidement, de telle sorte que la bulle est formée au plus tard 75 heures après la piqûre.

L'évolution ultérieure fut très-simple : la bulle persista deux jours, augmentant de diamètre de façon à atteindre plus d'un centimètre, puis le liquide évacué laissa l'epiderme s'affaisser, se sécher, et finalement se desquamer, én même temps que la rougeur du derme sous-jacent s'affaiblissait de plus en plus. Au bout de douze jours, la surface était encore reconnaissable à un épiderme plus mince et légèrement pityriasique, coloré normalement.

La seconde piqûre produisit, comme quelques autres faites plus tard, une rougeur foncée, peu étendue, avec desquamation de l'épiderme, sans liquide. — Au début de l'apparition de la bulle de l'avant-bras, c'est-à-dire 72 à 75 heures après, la piqûre, son liquide alcalin, nous servit à faire deux nouvelles inoculations à la jambe. Celles-ci, toutes les deux, après 24 heures, avaient produit des bulles petites, sans auréole, sans base inflammatoire, à liquide alcalin. L'une fût crevée presque immédiatement, la seconde fût modelée le lendemain par M. Baretta, mouleur des hopitaux, et la pièce est maintenant déposée au musée de l'hôpital Saint-Louis. Enfin, le liquide de celle-ci servit encore, 72 heures après l'inoculation qui l'avait produite, 48 heures après son apparition, à faire de nouvelles piqûres, dont deux devinrent bulleuses après une incubation de 24 heures. Il y eut absence complète d'adénite et de phénomènes généraux **pendant ces expériences.**

Nous nous sommes arrêté ici, cette série de lésions, toujours semblables à elles-mêmes, toujours bulleuses, nous ayant paru démontrer suffisamment ce que nous cherchions à établir, savoir l'inoculabilité du pemphigus épidémique.

Dans ces expériences, la piqûre peut avoir trois sortes de conséquences ; d'abord, la bulle, sur laquelle il n'y a pas à revenir, puis cette lésion, à la fois congestive et squameuse sans liquide, que nous avons signalée ; enfin, il peut ne rien se produire, et la piqûre ne donner lieu à aucun resultat, si bien qu'il devient bientôt impossible d'en déterminer la place, absolument comme lorsque nous avons piqué avec une épingle non chargée de liquide, ou même chargée du liquide d'une légère brûlure au second degré. En raison même de ces diverses façons d'agir, il nous semble que la lésion du second ordre peut être regardée comme une inoculation positive, moins démonstrative cependant que la bulle, mais plus probante à coup sûr que la piqûre qui ne produit rien. Nous verrons, en effet, que la congestion et la rougeur du derme, aussi persistantes que nous les avons observées dans ces inoculations avortées, entrent comme éléments importants, constants, dans la constitution de la bulle.

M. Coudoin, externe du service, s'est également inoculé le pemphigus épidémique avec succès. Quatre piqûres, faites en deux fois, à huit ou dix jours d'intervalle, ont donné des bulles après une incubation variable entre vingt-quatre et quarante-huit heures.

4

D'autres inoculations faites sur un chien n'ont pas donné de résultats.

Le pemphigus a été regardé quelquefois comme critique dans l'hystérie et dans la pneumonie (Franck), dans le rhumatisme (Gintrac).

L'influence des saisons paraît nulle, au moins pour ce qui est des épidémies. Celle de Reinbold se montra en octobre, celle de Stokes en été, celle de Barnes en automne et hiver, celle de M. Hervieux de juin à janvier, celle de M. Homolle d'août à septembre, enfin celle que nous observons en avril.

Nous avons trouvé également nulle l'influence des sexes.

Un aperçu résumé des opinions de Hébra, placé à la fin de ce chapitre, lui servira d'appendice.

Hébra nie systématiquement l'existence du pemphigus des nouveau-nés à l'état aigu, se basant, au rebours de la pratique vulgaire, sur le peu de durée de l'affection. C'est que, pour lui, les maladies des enfants, en raison de l'âge, évoluent avec tant de rapidité qu'on est porté à prendre pour aigu ce qui réellement est chronique. Il faut citer textuellement :

« Enfin, les enfants sont sujets à une maladie cutanée dans laquelle il se développe des bulles, affection qui, comme toutes les autres maladies infantiles, a une marche beaucoup plus rapide que chez les adultes. Si on n'a pas regardé ces cas comme des exemples de pemphigus chronique, cela tient à ce que c'est d'après la durée seule qu'on juge en général si une maladie est aiguë ou chronique. Mais, assurément, personne n'affirmera que parce que le pemphigus neonatorum se termine très-promptement par la mort de l'individu qui en est atteint, l'affection est, par cette raison, un pemphigus acutus, ef ce que je dis de cette maladie syphilitique est également vrai de toutes les autres affections bulleuses auxquelles les enfants sont exposés et qui ont été décrites par des écrivains médicaux sous le nom de *Rupia escharotica* ou *Pœdophlyctis.* »

Il attribue certains pemphigus à une *varicella bullosa* méconnue, et sans d'ailleurs décrire celle-ci, il fait de la varicelle une forme atténuée de la variole. D'autres cas sont rapportés à l'*Herpés iris*, à l'*Urticaria bullosa, vesiculosa,* à l'*Erysipelas bullosum,* à l'*Intertrigo bullosa* (ampoules) et au *Decubitus bullosus.*

Il n'a jamais observé d'épidémies. « Cependant, j'exprimerai mon assentiment à une remarque critique faite par Gilibert, savoir que dans tous ces cas, la présence réelle d'une maladie épidémique en outre des bulles est suffisante pour prouver que celles-ci du moins n'étaient pas l'agent de communication de la maladie, mais que le pouvoir de transmission lui-même appartenait à l'affection qu'on supposait la cause de l'éruption, mais dont aucun écrivain n'a donné une définition précise. »

Nous ne nous arrêterons pas à répondre à ces assertions. Disons seulement que la dernière, empruntée à Gilibert, dont on aurait une idée assurément très-fausse si on ne la jugeait que par cet extrait, repose tout entière sur une erreur d'observation ayant pour conséquence de faire du pemphigus épidémique un symptôme d'affections diverses.

DIVISIONS.

Le pemphigus des nouveau-nés, suivant qu'il dérive de la syphilis ou qu'il lui est étranger, doit être en conséquence divisé en deux catégories. Aussi bien ces deux formes ont-elles des allures assez dissemblables pour légitimer une telle séparation. Nous décrirons en premier lieu et rapidement le pemphigus syphilitique et ensuite, en les réunissant dans une certaine mesure, les épidémies et les cas sporadiques, l'un et l'autre offrant les mêmes symptômes et ne différant que par le nombre des enfants contaminés.

PEMPHIGUS SYPHILITIQUE.

Le pemphigus syphilitique existe habituellement dès la naissance et déjà à ce moment on rencontre des bulles à toutes les périodes de leur développement. Il s'est donc produit pendant la vie intra-utérine. On l'a trouvé aussi bien chez des avortons de sept mois. que chez des enfants nés à terme, aussi bien chez des fœtus expulsés morts que chez les vivants. Mais d'un autre côté on l'a vu se développer deux mois après la naissance. (Ollivier et Ranvier). Il est généralement la seule manifestation syphilitique appréciable et ce n'est que dans des cas relativement rares qu'il coïncide avec des plaques muqueuses, du coryza, des caries du tibia. Cependant si les lésions extérieures, confirmatives d'un diagnostic aujourd'hui facile sans elles, ne se montrent pas, les lésions du foie et du thymus sont non pas seulement communes, mais ordinaires à l'autopsie. Nous passons sur ces faits d'anatomie pathologique qui sont l'objet de mémoires spéciaux. (V. Vidal. Th. Agr.).

Le siége de l'éruption est tellement caractéristique que trois bulles suffisent pour préciser la maladie, et la lésion cutanée est quelquefois assez restreinte pour qu'on doive se contenter de ces trois bulles. Ce sont les faces plantaires et palmaires des extrémités qui sont atteintes, exclusivement quand l'éruption est discrète, mais toujours encore, quand elle est confluente et occupe simultanément d'autres régions. Lorsque, en effet, les membres et le tronc sont envahis par les bulles, l'éruption simultanée, plantaire ou palmaire caractérise la syphilis.

Ainsi donc, déjà, deux éléments de diagnostic et les plus précieux, dont le premier peut, quoique rarement, faire défaut, dont le second est constant : le moment d'apparition et le siége.

L'enfant qui naît avec des bulles présente ces

bulles à divers degrés de développement, et, sur lui, il est possible en peu de temps d'en étudier l'évolution.

Une tache rouge paraît d'abord, congestive, légèrement papuleuse, de diamètre variable, mais que nous n'avons jamais vu atteindre 3 cent., si ce n'est par fusion avec des taches voisines, dans les cas de confluence extrême. La tache est entourée d'un cercle plus foncé qu'on a attribué à une congestion périphérique plus vive, mais qui nous a paru plutôt maculeuse, ainsi qu'on peut le voir dans une observation déjà citée. La durée de la tache est très-courte, et l'apparition d'un liquide au milieu des couches de cellules épidermiques vient rapidement cacher la congestion papillaire sous-jacente. Cette exsudation paraît se faire dans toute l'étendue de la tache à la fois, de telle sorte que la bulle est constituée d'emblée, sans passer par l'intermédiaire de l'état vésiculeux. Peut-être aussi la vésicule est-elle assez éphémère pour que son existence ait échappé.

Quoiqu'il en soit, le décollement de la couche superficielle de l'épiderme s'est opéré très-vite, une cavité plus ou moins remplie s'est formée, la bulle existe. Celle-ci, à son début, quoique présentant l'étendue de la rougeur qui l'a précédée, ne forme pas tout de suite un relief très-saillant au-dessus des parties voisines.

La couche de liquide peut être tellement mince que l'épiderme paraît à peine soulevé, et qu'il devient en quelque sorte nécessaire de le toucher pour s'assurer que sa face profonde est libre, et qu'une cavité existe. A ce moment, il est décoloré et le paraît d'autant plus qu'il est entouré d'un cercle foncé qui limite le soulèvement. C'est surtout aux endroits où l'épiderme est épais que cette apparence devient manifeste. Mais peu à peu la quantité du liquide augmente et la bulle grossit. Du jour au lendemain, une phlyctène de la grosseur d'une noisette peut ainsi se former. Le liquide qui la remplit lui donne un aspect blanchâtre, vu à travers sa paroi transparente. La résistance de l'épiderme soulevé, tardif à se rompre, peut lui permettre de s'étaler et de se fusionner avec les bulles voisines, de manière que sa configuration, primitivement circulaire, se trouve modifiée et que son étendue s'accroît. C'est ainsi que le pemphigus syphilitique, envahissant la dernière phalange des doigts et des orteils, a pu revêtir l'apparence du panaris connu sous le nom de tourniole. Mais enfin, soit par suite d'une accumulation forcée de liquide, soit par suite d'un frottement, la rupture a lieu. Le liquide qui s'échappe renferme en quantités variables des cellules épidermiques, des globules de pus et des granulations fibrineuses. Tous ces éléments entrent également dans la constitution des flocons qui nagent dans le liquide, et dans celle de la couche pulpeuse qui rêt leve fond de la bulle. Si, par un grattage léger, on vient à enlever cette dernière couche, on met à nu les papilles du derme, le plus souvent simplement congestionnées, quelquefois exulcérées. L'examen microscopique a fait découvrir à MM. Ollivier et Ranvier des cristaux d'hématoïdine à l'entour des papilles.

A ce moment commence la période de réparation qui se fait par cicatrisation sous-crustacée et donne lieu, après la chute de la croûte, à une macule brunâtre, ou bien commence la période ulcérative qui laisse des cicatrices rougeâtres.

La durée de chaque bulle paraît être d'une dizaine de jours; mais il se fait des poussées successives.

Comme dans toutes les manifestations syphilitiques chez les enfants, la santé générale est profondément affectée, et cela à un point tel que la mort dans un bref délai est la conséquence habituelle de cette sorte de pemphigus, et la guérison l'exception. Cependant on doit considérer cette terminaison fatale comme un effet de la diathèse et surtout des altérations des organes internes qu'elle comporte, le pemphigus pris isolément n'aboutissant pas en général à une telle extrémité.

D'après la constance de ces altérations viscérales qui accompagnent le pemphigus syphilitique et qui rentrent évidemment dans les lésions tertiaires, on a été fondé à admettre que l'éruption bulleuse est un accident de transition entre la deuxième et la troisième période. L'expérience n'a indiqué aucun rapport qui soit susceptible d'être

généralisé entre les accidents des parents au moment de la conception et ceux de l'enfant à sa naissance.

PEMPHIGUS SIMPLE.

Le pemphigus simple, sporadique ou épidémique,
n'existe pas encore au moment de la naissance.
L'époque de son apparition a varié dans nos observations depuis le deuxième jour jusqu'au dixième et,
si nous ne l'avons pas noté plus tard, cela tient
simplement à ce que les femmes, remises de leurs
couches sortaient vers ce moment. Sporadique, il
paraît pouvoir se développer à tout âge, il suffira
de dire que MM. Ollivier et Ranvier en citent une
observation chez un enfant de dix ans. Ce n'est
pas cependant la règle, et il est plus commun à un
âge moins avancé. Épidémique, il paraît aussi capa-
ble d'affecter des enfants déjà âgés, puisque Barnes
rapporte qu'un enfant de quatre ans en fut atteint
en même temps qu'une petite épidémie se dévelop-
pait. Nous avons pu, et ce médecin lui-même l'a
fait, rapporter ce cas à la contagion ; mais dans
cette sorte d'affection, la contagion et l'épidémie
nous semblent assez liées et confondues pour qu'on
en fasse à juste titre un ensemble compris sous la
dénomination collective d'épidémie, quand, toutefois, il n'y a pas d'inoculation directe. Il en est du
pemphigus comme du puerpérisme, dont beaucoup

de cas, appelés épidémiques, doivent être mis sur le compte de la contagion.

L'éruption peut occuper tous les points du corps, à l'exception de la paume des mains et de la plante des pieds qui, d'une façon constante, restent indemnes de bulles (1). Elle occupe de préférence le cou, la face et les membres. Un seul fait nous a permis d'affirmer que les muqueuses peuvent être aussi atteintes. Nous avons, une seule fois, observé sur les gencives d'un enfant atteint de pemphigus épidémique, des excoriations en forme de coup d'ongles, paraissant, comme dans l'herpès, succéder à la rupture d'une mince couche épithéliale soulevée par du liquide. Elles siégeaient tout à fait en avant, et leur apparition coïncidait avec les poussées bulleuses cutanées. Elles n'étaient entourées d'aucune rougeur inflammatoire.

Le nombre des bulles est également variable, et nous avons constaté une fois une éruption restreinte à une seule bulle, ayant son siége à la face, et qui, encore, ne suivit pas son cours régulier, et avorta sans presque avoir produit de liquide. Une autre fois, encore, toute l'éruption consista en une seule bulle ; mais celle-ci large, à marche régulière située sur la face dorsale du poignet. Cependant, une quantité plus considérable, quoique ne dépassant pas 20 à 30, nous à semblé la règle. Alors, or-

---

(1) Dans une des observations de M. Hervieux, l'éruption, bien que non syphilitique, a occupé. en même temps que d'autres parties, la plante des pieds.

dinairement les bulles occupent le cou, la face et les jambes.

Le siége influe beaucoup sur la forme, et cette remarque trouve son application lorsqu'on considère l'éruption au cou et dans l'aine. Partout ailleurs, les bulles sont arrondies, circulaires, peu volumineuses, au moins au début. Dans l'aine et au-dessous du menton, c'est-à-dire dans les plis de la peau, elles sont d'emblée plus larges et surtout allongées considérablement suivant le sens du pli, à tel point que M. Homolle a pu voir, l'exulcération qui leur succède, occuper tout le tour du cou. Pour atteindre une pareille étendue, plusieurs bulles se sont évidemment fusionnées, mais il n'est pas rare de voir au-devant du cou une exulcération succédant à une seule bulle, ayant en hauteur à peine un centimètre, tandis qu'elle en compte près de dix dans le sens transversal. Le travail qui l'a produite s'est fait d'une façon continue et dans un sens seulement; car, au début, elle était aussi large et moins longue, ce qui démontre l'influence des plis de la peau. De même dans l'aine. Sur les autres points, il est commun de trouver une différence d'un centimètre dans les deux diamètres, sans que jamais on constate une telle disproportion.

En considérant la fréquence relative du pemphigus autour du cou, il nous a semblé que les frottements exercés soit par le collet des vêtements de l'enfant, soit par le cordon qui fixe le bonnet en s'attachant au-dessous du menton, n'étaient pas étrangers à sa production, et en second lieu nous serions assez porté à expliquer la forme spéciale des bulles à cet endroit par des inoculations successives produites au moyen du liquide des bulles rompues, s'écoulant suivant le pli d⁰ la peau et mouillant continuellement cette espèce de sillon qu'on a quelquefois de la peine à déplisser.

Les dimensions sont quelquefois celles d'une lentille, les bulles sont celles de la varicelle. A côté on peut en voir d'autres grosses comme des noisettes, d'autres encore qui ont une base de la largeur d'une pièce de cir.q francs, avec un soulèvement variable de l'épiderme. Les plus volumineuses se rompent presque aussitôt qu'elles sont formées, de sorte qu'il est difficile d'en rencontrer de très-grosses, mais l'excoriation qui leur suceède, ou le décollement de l'épiderme indique suffisamment leur étendue, On a observé de ces excoriations qui occupaient tout un côté du tronc, et alors c'est par décollement successif et non simultané d'une vaste couche épidermique, qu'elles se sont produites, ou encore par fusion d'une grande quantité de bulles s'agrandissant rapidement.

L'aspect est tel qu'on a pu justement comparer la bulle à la phlyctène produite par un vésicatoire ou par une brûlure avec l'eau bouillante. D'ailleurs il est utile d'étudier la marche et le développement de la lésion pour se rendre un compte exact de cette apparence.

L'endroit où va se développer la bulle présente

d'abord une tache rouge foncée, lie de vin, ne disparaissant pas par la pression. Déjà presque dès le début, l'épiderme, est légèrement soulevé et s'enlève par le grattage, comme par exemple dans le *pityriasis versicolor*.

L'apparence n'est pas lisse et unie, mais réticulée, ce qui tient à des soulèvements partiels, irrégulièrement disséminés, quelquefois à une série de vésicules éparses sur cette surface. Lorsqu'il existe une bordure, celle-ci saillante et limitant exacte la rougeur est due également à un décollement épidermique plus prononcé.

A ce moment déjà, la bulle peut avorter, et tout disparaître aa bout d'un ou deux jours. Lorsqu'il n'en est pas ainsi, la production du liquide est rapideet·le soulèvement relativement considérable en peu de temps. En deux, quatre ou six heures, rarement plus, la bulle a acquis toute sa hauteur, sinon tout son diamètre. Elle n'est pas ombiliquée, et renferme d'abord un liquide séreux qui peut en deux ou trois heures se mélanger d'un nombre variable de globules purulents qui lui donnent un aspect trouble ou jaunâtre. Peut-être aussi ce liquide peut-il devenir sanguinolent.

On remarque quelquefois une légère auréole rouge, qui disparaît rapidement par suite d'une sécrétion continue ayant pour résultat d'augmenter le diamètre de la bulle en décollant peu à peu l'épiderme avoisinant. Ce travail morbide ne cesse pas, même lorsque le liquide est évacué, et l'exulcération produite par la rupture de l'épiderme s'augmente comme l'aurait fait la bulle.

Qu'on le remarque bien la bulle est, en général, constituée d'emblée, ne faisant que s'agrandir plus tard. Il n'y a pas de base inflammatoire ou indurée, pas d'œdème, la peau et le tissu cellulaire sous-jacent sont normaux autour de la lésion.

La bulle ainsi formée peut persister plus de vingt-quatre heures, si aucune cause extérieure ne vient la rompre. Elle ne commence à se flétrir qu'après trente-six ou quarante-huit heures. Le liquide qui s'en écoule, reçu sur du papier de tournesol, l'a presque toujours ramené du rouge au bleu, très-rarement a été neutre, jamais nous ne l'avons trouvé acide. Tel est le résultat très-net de nos expériences, et il en a été ainsi à tous les âges de la bulle, malgré ce qu'a écrit Hébra qui a trouvé le liquide neutre au début et alcalin ensuite.

Nous donnons ici l'analyse de ce liquide faite par F. Simon, citée par Hebra (1).

Pour 1000 Graisse et cholesterine. .	2 600
Matières extractives solubles dans l'alcool, lactate de soude, chlorure de sodium et de potassium. . .	6 500
Principe soluble dans l'eau, semblable à la ptyaline. .	1 900

---

(1) Franz Simon. *Beitrage zur physiologischen und pathologischen Chemie und Mikroskopie*, 1844. Band I, p. 284.

Albumine et phosphates.   48 000

Eau 940 000

Acide acétique et corpuscules de pus.

Quantité indéterminée.

Pas d'urée

Les résultats obtenus par d'autres auteurs ne dif-
fèrent pas notablement.

Ajoutons que le liquide essayé à l'acide nitrique à
fourni un précipité abondant.

Pour les résultats de l'examen microscopique,
voyez l'anatomie pathologique.

Ce liquide ne paraît pas susceptible de se résorber,
au moins en totalité. Quelles que soient les précau-
tions, la bulle une fois formée acquiert à un moment
donné une fragilité telle que fatalement elle se
rompt. Alors, ou bien l'épiderme s'enlève en même
temps, mettant à nu la couche sous jacente, ou bien
il s'affaisse simplement, destiné à se dessécher et à se
desquamer plus tard. Dans le premier cas, on constate l'existence d'une surface rouge, lisse, non re-
vêtue comme dans le pemphigus syphilitique de
flocons épitheliaux qui cacheraient les papilles du
derme. Celles-ci ne sont pas découvertes. La circon-
férence est formée par des paillettes épidermiques
détachées et déchirées, minces et étroites, compara-
bles sur une plus grande échelle, à la collerette qui
entoure certaines lésions syphilitiques. Ces lamelles
disparaissent d'un jour à l'autre et sont rapidement
remplacées, car l'érosion, une fois formée, généralement s'agrandit, comme l'aurait fait la bulle, par

décollement lent de l'épiderme périphérique avec production d'une minime quantité de liquide. Nous avons vu que dans les plis de la peau, le travail s'accomplit, non plus excentriquement, mais en longueur. D'ailleurs pas plus que la bulle, l'excoriation ne demeure absolument circulaire.

Lorsque la surface dénudée n'est pas considérable, elle se recouvre d'une mince croûtelle, peu adhérente, jaunâtre, dont les éléments sont dus à la sécrétion continue du liquide et à quelques cellules épidermiques.

La croûte une fois formée, indique la cessation de l'exhalation du liquide. Sa durée est de trois à six jours, alors elle tombe laissant une place un peu rouge, un peu pityriasique, dont la coloration n'est d'ailleurs qu'éphémère.

Lorsqu'au contraire la surface est considérable, la croûte ne se forme pas, le liquide continue à être secrété avec abondance, et les parties restent assez longtemps humides, de telle sorte que les érosions les plus étendues sont aussi les plus tardives à guérir. La cicatrisation se fait par production graduelle d'un nouvel épiderme qui recouvre peu à peu les parties.

Si l'épiderme n'a pas été enlevé, il se dessèche sur place et le temps qu'il passe à se réduire en lamelles écalileuses permet la formation d'une nouvelle couche protectrice au dessous.

On peut observer sur une seule surface, incomplètement dénudée ces divers modes de réparation.

La durée des diverses phases par lesquelles passe une bulle, varie dans les limites de cinq à quinze jours,

On a encore noté la terminaison par ulcération. Sur plus de trente pemphigus nous n'en avons pas vu un seul tourner ainsi, même dans les cachexies les mieux caractérisées. M. Hervieux sur 150 pemphigus épidémiques n'en a observé qu'un cas.

La marche de l'éruption bulleuse se fait par poussées successives, souvent, mais non toujours, précédées d'agitation et d'un mouvement fébrile. Rarement l'affection se limite à une seule poussée. Voici comment les choses se passent : à la suite d'une nuit agitée, ou sans prodrôme aucun, on constate un matin l'apparition d'une ou de plusieurs bulles. Puis les jours suivants, la même succession de phénomènes se reproduit assez irrégulièrement d'ailleurs et laissant quelquefois un grand intervalle entre deux poussées, de façon que la seconde trouve la première en voie de guérison, ou que dans d'autres cas, les poussées sont pour ainsi dire subintrantes.

Il peut arriver que l'enfant ait déjà de la diarrhée et des vomisements, qu'il refuse le sein et qu'il s'amaigrisse au moment de l'éruption, mais plus souvent ces signes d'athrepsie sont consécutifs, et l'enfant est atteint de pemphigus en pleine santé. Ajoutons que souvent aussi, ils font entièrement défaut pendant tout le cours de la maladie. Au nombre des symptômes généraux, il faut mettre

5

l'ophthalmie catarrhale, non constante, déjà signalée dans une observation par M. Hervieux, dans
plusieurs par M. Homolle, et que nous avons également rencontrée.

L'existence fréquente de la fièvre et de l'agitation
ne légitiment pas, à notre avis, la distinction du pemphigus en fébrile et non fébrile, établie par MM.
Ollivier et Ranvier, la marche se montrant la même
dans les deux cas, en un mot, aucune autre différence dans l'évolution ne pouvant être notée.

Le nombre des poussées est très-variable. Limi-
tées à une seule, elles peuvent aussi se reproduire
pendant longtemps, au point que M. Hervieux à
vu des enfants rester plusieurs mois malades.

La terminaison de l'affection par la guérison,
pour être ordinaire, n'exclut pas la mort. Celle-ci,
dans nos observations, nous a paru plus fréquente
que les auteurs ne l'ont indiqué, car, sur 35 malades, nous avons vu 7 morts, ce qui fait une proportion de 1 sur 5, relativement considérable. Encore, n'avons-nous pas pu suivre beaucoup d'enfants sortis pendant la période d'éruption. La terminaison fatale s'est généralement produite après
divers symptômes d'athrepsie, mais aussi bien chez
des enfants que le pemphigus avait surpris au milieu de la meilleure santé que chez ceux qu'il avait
atteints déjà cachectiques.

Aussi le pronostic a-t-il toujours été difficile à
fixer, la cachexie initiale pouvant guérir en même
temps que le pemphigus qui l'a suivie, ou un pem-

phigus survenu dans les conditions en apparence les plus favorables pouvant s'accompagner plus tard de diarrhée et finalement amener la mort.

Nous restons cependant convaincu que si les mères se donnaient la peine d'allaiter convenablement leurs enfants, ceux-ci, à moins de complications étrangères, survivraient toujours. Les enfants que nous avons vus mourir, pour la plupart étaient mal soignés et appartenaient à des mères évidemment désireuses de s'en débarrasser en employant un moyen que la loi n'atteint pas. Malgré une surveillance aussi assidue que le permet un personnel d'infirmières trop restreint, elles ont laissé leurs enfants mourir de faim.

Telle est l'évolution de la maladie considérée pour chaque cas isolé. Reste à déterminer la marche de l'épidémie dans son ensemble.

Ici se place une question préalable dont la solution ne pourra être formulée qu'après des observations multipliées et longtemps continuées, capables, faites avec soin, d'éclairer les obscurités qui cachent encore les commencements des épidémies. Il s'agit de savoir si, comme c'est probable, il existe dans les endroits où sont accumulés les nouveau-nés, des cas de pemphigus sporadique fréquents, mais restés inobservés à cause de leur bénignité et du peu d'extension de l'éruption. Beaucoup de bulles, presque tout de suite déchirées, sont en effet rapportées par les mères elles-mêmes à des écorchures de cause ignorée, dont la fragilité de l'épiderme chez leur enfant leur rend un compte suffisant pour qu'elles n'en avertissent pas le médecin, en sorte que celui-ci. ne prenant pas soin chaque jour d'examiner minutieusement toute la surface cutanée de ses nouveau-nés, demeure non averti. Sous l'influence de circonstances particulières, encore indéterminées, nécessaires à leur apparition sans lesquelles elles n'existent pas, peut-être simplement par inoculation au moyen des gens de service, les épidémies viendraient à paraître, et alors, non-seulement le nombre des enfants atteints augmentant considérablement, mais l'éruption se diffusant davantage, et des cas graves se montrant, l'attention est attirée. Voilà ce qui peut-être se passe, et en tout cas ce qu'il serait utile de rechercher.

La durée de l'incubation est difficile à fixer. Peut-être doit-on considérer comme temps d'incubation le nombrede jours écoulés depuis la naissance jusqu'à l'apparition des premières bulles, en ce qui touche naturellement l'épidémie. Dans les inoculations que nous nous sommes faites et que nous avons citées plus haut, la première bulle n'a paru qu'au bout de trois jours, les autres bulles d'auto-inoculation au bout de vingt-quatre heures seulement. Dans d'autres inoculations, la bulle était formée au bout de vingt-quatre heures, c'est-à-dire sans incubation.

Quoi qu'il en soit, l'épidémie, une fois déclarée, affecte les enfants forts ou faibles, nés à neuf mois ou avant, bien ou mal allaités, en respectant quelques-uns, sans que rien rende compte de cette immunité en détruisant d'autres fort viables, marchant en un mot très-irrégulièrement. Que les mères aient bonne ou mauvaise santé, peu ou beaucoup de lait, qu'elles aient bonnes ou mauvaises couches, qu'elles soient atteintes ou indemnes d'accidents puerpéraux, cela importe peu. Les enfants nés de filles-mères ont été plus souvent malades ; mais si on prend la peine de faire la statistique comparée des femmes mariées et non mariées qui viennent accoucher dans les hôpitaux, on constate de suite que le nombre de celles-ci est aussi plus considérable ; d'où, sans établir de proportion arithmétique, il est facile de conclure qu'un nombre plus grand d'enfants naturels existant dans les hôpitaux, il doit aussi se trouver une quantité plus grande de pemphigus chez des enfants naturels.

La marche et la durée de chaque éruption en particulier sont celles que nous avons indiquées, c'est-à-dire fort variables ; il en est de même de celles de l'épidémie. On observe des intervalles de quelques jours où il n'existe pas de pemphigus, puis quatre ou cinq cas se présentent simultanément sur des enfants nés à des époques différentes.

L'étude des modes de propagation du pemphigus par épidémie, par contagion et par inoculation rend au premier abord le pronostic défavorable en ce qui concerne la durée. Il semble que lorsque cette affection s'est établie quelque part d'une manière épidémique, il doit être long et malaisé de la faire disparaître et qu'elle doit toujours tendre à revenir là d'où on l'aura chassée. Cependant, après une durée variable, elle disparaît, laissant peut-être comme nous l'avons indiqué des cas sporadiques. Là encore se manifeste par sa cessation l'action de ces causes inconnues qui président à ses débuts. Cette durée ne parait pas moindre que deux mois et plus grande que six ou sept.

ANATOMIE PATHOLOGIQUE.

L'autopsie des enfants morts de pemphigus simple n'a révélé rien de particulier.

L'aspect des cadavres est généralement étique et misérable, et cela s'explique par l'athrepsie finale. Les bulles, rarement intactes pendant la vie, sont, à plus forte raison, déchirées après la mort, à cause des diverses manipulations subies par le corps, soit au moment où on le dévêtit, soit à l'amphithéâtre, où son petit volume, le rendant plus maniable, l'expose à plus de changements de position.

La partie découverte d'épiderme se dessèche avec la plus grande facilité et devient dure, comme les anatomistes l'ont observé sur les parties érodées de tous les cadavres. Cependant, malgré cette transformation, M. Homolle a pu constater que le derme avait conservé une rougeur assez vive dans toute son épaisseur en quelques points. Le tissu cellulaire sous-cutané et intermusculaire semblait infiltré plus que coutume d'une sérosité jaune-pâle. Les coupes microscopiques de la peau ont présenté un très-faible degré d'infiltration des couches superficielles du derme papillaire par des globules blancs. Il devenait intéressant de rechercher ce qu'étaient devenus les nerfs au niveau de la lésion. L'examen fait avec le plus grand soin par M. Déjerine a montré l'intégrité absolue des filets les plus rapprochés, au contraire de ce qu'il a rencontré dans le *pemphigus diutinus*.

Rien d'utile à noter n'a jamais été trouvé dans les viscères.

Les analyses de l'urine et du sang n'ont donné aucun résultat (Hébra).

Voici une note que nous communique M. Déjerine relativement aux éléments figurés renfermés dans la sérosité des bulles :

« Nous avons examiné deux fois le liquide contenu dans les bulles de pemphigus. Recueilli au moyen d'un tube capillaire, fermé ensuite à la lampe, il fut examiné dans ie laboratoire de M. le professeur Vulpian.

Ce liquide contenait : (grossissement 800 diamètres).

De nombreux globules blancs granuleux.

Des cellules épithéliales de la couche de Malpighi, ayant subi la transformation granulo-graisseuse.

Des granulations de nature sarcodique et des bactéries. Ces éléments ne présentaient aucun mouvement. »

DIAGNOSTIC.

Le pemphigus des nouveau-nés présente des caractères bien tranchés, et c'est embrouiller à plaisir son histoire que d'essayer d'en faire un diagnostic différentiel avec toutes ces lésions non bulleuses citées par les auteurs,

En premier lieu, se placent l'ecthyma et le rupia, caractérisés par des pustules phlyzaciées, c'est-à-dire reposant sur une base rouge, enflammée et suivies d'une croûte épaisse ou d'ulcérations. Le pemphigus n'a aucun de ces caractères.

L'herpès présente également une base enflammée, comme tout le monde l'a constaté dans le zona. Mais lorsqu'il s'agit de l'hydroa bulleux, variété d'herpès quelquefois appelée herpès phlyctenodes ou pemphigus à petites bulles, il faut chercher d'autres signes distinctifs. Sans faire l'histoire de cette affection, il suffira de dire, d'après M. Bazin, que les bulles ne depassent pas le volume d'un pois et que la durée de l'hydroa bulleux est de quatre à six mois. L'herpès iris se distingue par le groupement régulièrement circulaire des bulles,

L'éruption de la varicelle, d'après M. Bazin, est vesiculeuse, d'après Trousseau, bulleuse. En réalité, non-seulement elle présente ces deux formes, mais, au milieu des bulles et des vésicules, il n'y a rien de plus commun, comme nous avons pu plus d'une fois le constater à l'hôpital Sainte-Eugénie, de rencontrer encore des pustules et des papules, celles-ci ne subissant dans la suite qu'une transformation répressive. L'éruption est est polymorphe, et de plus, jamais, comme dans le pemphigus ne se trouve bornée au cou et à la face. Elle se généralise par poussées successives, de sorte que dans les deux affections la marche seule est la même. Bien des auteurs ont décrit des varicelles pemphigoïdes (Trousseau, Gintrac), et nous convenons que dans ces cas, la distinction est difficile, au moins lorsqu'on lit les descriptions, car, dans la pratique, la plupart du temps, on aura fait le diagnostic, sans même songer à l'affection qu'on laisse de côté. Ce diagnostic repose alors sur l'étude simultanée d'un grand nombre de lésions chez divers enfants atteints par la même épidémie.

L'impetigo rodens, à bulles disséminées, se distingue par l'ulcération profonde qui succède aux croûtes.

On ne donnera pas le nom de pemphigus à l'intertrigo bullosa dont les bulles sont dues aux frottement et portent le nom d'ampoules, pas plus qu'au décubitus bullosus, aux brûlures du second degré, à la vaccina bullosa ou pemphigoïdes ni aux lésions produites par les corps vésicants.

Quant à ce qui est du diagnostic des deux formes que nous avons indiquées, syphilitique et non syphilique, il est simple.

Etablissons d'abord ceci: à savoir que le pemphigus syphilitique est bien une lésion bulleuse et non pustuleuse, dépourvue de base indurée, inflammatoire, pourvue, au contraire, d'une auréole peu étendue que les uns qualifient de congestive, qui, pour nous, est surtout maculeuse. La bulle est plate et peu élevée, mais nous l'avons vue aussi considérable que dans le pemphigus simple, et sans autre différence que son siége et la purulence presque initiale de son contenu. C'est bien une bulle et on en diagnostiquera la nature d'après le siége surtout, d'après l'auréole cuivrée et l'époque de l'apparition, et encore d'après les autres signes concomitants révélateurs de la syphilis, tels qu'un dépérissement rapide. Ce dernier signe ne se manifeste bien entendu que si l'enfant naît fort et à terme, chose peu commune, la naissance prématurée et la faiblesse native étant la règle. Il y a là les éléments d'une certitude absolue à laquelle viendra en aide, sans lui donner plus de force. la recherche des antécédents morbides chez les générateurs.

TRAITEMENT.

Le traitement du pemphigus syphilitique est mixte. L'iodure de potassium s'administre par l'intermédiaire de la nourrice qui l'élimine par son lait et de cette façon le rend plus supportable pour l'enfant. Le mercure se donne de diverses façons, la meilleure est celle qui affecte le moins l'estomac, car ici une dyspepsie de courte durée peut être une cause de mort. On fera donc des frictions à l'aide de l'onguent mercuriel soit sur la poitrine soit sur le ventre. Le mercure est ainsi rapidement absorbé sans passer par les voies digestives.

Cette médication doit toujours être employée. elle est la seule rationnelle, mais ce n'est pas à dire pour cela qu'elle amène une guérison certaine, Bien loin d'en être ainsi, les cas de mort sont de beaucoup les plus fréquents, et certes il ne faut en accuser qu'un empoisonnement assez généralisé pour être devenu incurable et des lésions assez profondes pour n'être plus susceptibles de égression.

Lorsqu'il s'agit du pemphigus simple des soins de propreté suffisent généralement. Les bulles sont soustraites aux frottements, et lorsqu'elles sont ouvertes saupoudrées avec de la poudre d'amidon. Cell -ci, a pour avantage d'absorber les liquides et par conséquent d'empêcher l'inoculation. Des bains d'amidon, des lotions avec l'eau de sureau ont été employées.

Un point important est le mode d'allaitement. Un enfant nourri à la cuiller se trouve, par cela même, dans de mauvaises conditions. Il faut insister sur l'allaitement pâr la mère ou tout au moins par une nourrice. Peut-être si l'éruplion se prolonge, le changement d'air et le changement de nourrice seraient-ils indiqués.

On n'a pas essayé, pour le pemphigus épidémique, ce qu'on a fait pour les accidents puerpéraux, c'est-à-dire l'évacuation et le renouvellement complet des salles. Cette mesure pourrait être efficace et devrait être tentée si l'affection prenait un caractère inquiétant.

NATURE.

Lorsque M. Bazin propose d'appeler le pemphigus chronique du nom de pompolyx, par opposition au pemphigus aigu qui seul garderait son nom, il est pleinement dans le vrai ; eu égard à la dissemblance absolue de ces deux affections. De la même, façon, Tilbury Fox s'est demandé si l'affection bulleuse aigüe qu'il a observée épidémiquement en 1834 sur des nouveau-nés et qu'il a appelée pemphigus à cause du manque d'un autre terme était bien réellement du pemphigus.

Dans ces deux maladies, il n'y a de commun que la lésion cutanée et encore le microscope ayant révélé une altération des filets nerveux dans le pemphigus chronique, on peut même contester cette analogie. La marche, la durée, la terminaison sont complètement différentes. Leur nature les distingue peut-être encore davantage, le pemphigus chronique pouvant être légitimement regardé comme une maladie des centre nerveux, un trouble trophique, tandis que le pemphigus aigu ne reconnait rien de semblable dans pathogénie.

Ce préambule a pour objet de faire remarquer que si nous conservons la dénomination de pemphigus, quoique appliquée a deux affections si peu semblables, nous ne voulons pas cependant pour cela les rapprocher et les confondre suivant le mauvais exemple donné par Hébra.

Si maintenant nous passons à la comparaison du pemphigus aigu des enfants avec celui des adultes, nous sommes encore forcé d'entrer dans des considérations cutanées qui auront pour résultat d'isoler le pemphigus des enfants.

Nous avons observé peu de pemphigus aigus chez les adultes et nous avouons que dans les cas rares où le diagnostic était indiscutable, l'affection nous a paru analogue à celle des enfants, c'est-à-dire fébrile ou non fébrile, amenant la cachexie ou n'altérant pas la santé, l'éruption étant semblable, sauf les points d'élection et se faisant de même par poussées. Dans beaucoup d'autres cas, et ici nous reconnaissons que Hebra a signalé la vérité quoique l'ayant dépassée de beaucoup, l'éruption pouvait, devait même, être rapportée soit à un érythème bulleux, soit à de l'hydroa, soit quelquefois à de l'herpès ou de l'eczéma à vésicules confluentes. Mais nous ignorons si cette affection a été réellement observée à l'état épidémique chez les adultes. Nous ignorons encore si elle est contagieuse et inoculable, de sorte que, jusqu'à plus ample informé, nous devons, sans isoler complètement le pemphigus des enfants, le séparer dans une certaine mesure, nous appuyant d'abord sur ces derniers faits et surtout sur les suivants qui établiraient, si nous les acceptions entièrement, une limite tout-à-fait tranchée.

Nous avons en vue un mémoire de M. Horand, inséré dans les Annales de Dermatologie pour 1873, où cet auteur s'efforce de faire rentrer le pemphigus aigu (des adultes seulement, car il ne mentionne, pas les enfants) dans la classe des fièvres herpétiques. Nous ne discuterons pas ce que cette opinion peut avoir de mal fondé ; nous chercherons seulement à faire voir que le pemphigus aigu des adultes que décrit M. Horand n'est pas du tout le même que celui que nous avons étudié chez les enfants.

Il devient utile maintenant de reprendre une question déjà indiquée précédemment et qui a pour objet la distinction entre le pemphigus fébrile et celui qui n'est en aucune façon accompagné de symptômes généraux. Nous avons dit que, tandis que MM. Ollivier et Ranvier établissaient deux catégories; nous étions, au contraire, d'avis de réunir ces deux formes. En cela, nous nous fondons sur l'observation des épidémies. En effet, nous avons vu, à côté d'éruptions signalées à l'avance par de la fièvre et de l'agitation, qu'il s'en montrait d'autres dans le cours de la même épidémie et tout-à-fait simultanément qu'aucun signe de réaction générale n'avait annoncées. Sans avoir pris la température des nouveau-nés, opération toujours délicate, parce que c'est généralement la nuit et pendant un court espace de temps que le mouvement fébrile apparaît, nous avons constamment porté notre attention sur l'agitation, les convulsions, les manières d'être insolites des enfants. Ceux-ci, partageant le lit de leurs mères, l'investigation a dû être, dans la plupart des cas, exacte. Or, il résulte de ces recherches que souvent les enfants, quel que soit l'état de leur nutrition, n'ont rien présenté de particulier dans leur santé et leurs allures avant ni après l'éruption. Les bulles étaient le seul symptôme de la maladie.

Si, d'un autre côté, nous considérons qu'il s'agit d'une épidémie, c'est-à-dire d'une maladie qui, affectant un grand nombre d'êtres, doit toujours rester semblable à elle-même, sauf les variations dépendant de la constitution et du tempérament de chacun, nous nous estimons en mesure de conclure qu'il n'y a pas lieu théoriquement de faire deux classes séparées suivant qu'un mouvement fébrile accompagne ou non l'éruption.

Il en est de même pratiquement, les deux variétés, au point de vue du pronostic et du traitement, se présentant identiquement de la même façon.

Ceci posé, comparerons-nous le pemphigus fébrile de M. Horand à celui de nos observations ? Celui-là est caractérisé autant par la poussée fébrile que par la poussée éruptive; celui-ci n'est qu'une éruption à laquelle font souvent défaut la coopération fébrile et la réaction générale. C'est pour ainsi dire une maladie locale, et cela nous semble à tel point exact que nous nous sommes quelquefois demandé si les poussées successives n'étaient pas dues à de simples inoculations successives.

De plus, M. Horand affirme que le pemphigus aigu des adultes n'est ni contagieux ni inoculable. Évidemment nous sommes en présence de deux maladies distinctes, et cela devient encore plus certain si, à l'exemple de M. Horand, qui compare son pemphigus aigu à la varicelle et à l'herpès généralisé fébrile, et leur trouve une similitude d'allures qui lui permet de les ranger sous la rubrique commune de fièvre herpétique, nous comparons à notre tour ces deux dernières affections à celle qui fait le sujet de nos observations.

La varicelle, quoi qn'en dise M. Horand, est contagieuse ; le pemphigus des nouveau-nés l'est aussi, mais l'incubation est bien différente. De quinze à dix-huit jours pour la varicelle (Trousseau); elle est, d'après les inoculations et aussi d'après le nombre de jours qui indique à cette époque l'âge

des enfants, beaucoup plus courte pour **le pem**-
phigus.

L'éruption, outre les caractères de la lésion, **est**
plus généralisée et plus abondante dans la **vari**-
celle. La durée, fixe dans celle-ci, est extrêmement
variable dans le pemphigus. En un mot, les ana-
logies sont peu nombreuses. Gilibert, après avoir
mis ces deux affections en parallèle, se sentait plus
porté à rapprocher le pemphigus aigu du **zona**.

L'herpès généralisé fébrile, pas plus que la **vari**-
celle, ne se rapproche du pemphigus. Bornons-nous
à remarquer que celui-ci, même aigu, n'est pas
constamment fébrile, ce qui seul pourrait, jusqu'à
un certain point, autoriser sa comparaison **avec**
diverses affections fébriles.

Il est évident maintenant que nous ne rangeons
pas le pemphigus, si aigu qu'il soit et même fébrile, dans la fièvre herpétique. Dans celle-ci,
M. Parrot note une disproportion extréme entre la
lésion cutanée qui n'est rien et les accidents généraux qui sont toute la maladie. Il lui assigne comme
cause le refroidissement et signale sa non-transmis-
sibilité. Le pemphigus ne saurait certes pas s'adap-
ter à ce cadre.

En résumé, le pemphigus non syphilitique des
nouveau-nés, sporadique ou épidémique, est une
affection de nature particulière qu'on pourra toujours comparer, si on veut, mais à coup sûr jamais
assimiler aux autres éruptions des enfants ou des
adultes. C'est une affection dont les caractères nous

semblent assez tranchés pour que nous en fassion
une entité morbide spéciale que la dénomination
pemphigus ne peut pas, malgré
nom, rendre idendique aux états mordides qui ont
reçu la même appellation à d'autres âges.

OBSERVATIONS

Le service d'accouchements où s'est montrée l'épidémie, se compose de 28 lits presque toujours occupés. Du commencement d'avril au 10 juillet, époque où se termine la série de nos observations, le nombre des naissances a été de 214. De ces enfants, 34 sont morts et les causes des décès se répartissent ainsi : morts au moment de la naissance à terme 5; fœtus de 5 à 8 mois 6; pemphigus syphilitique 2; sclereme 1; pemphigus épidémique 6, enfin, causes diverses 16. Onze femmes sont mortes d'accidents puerpéraux, mais deux seulement dans le service, les autres ayant été transportées dans d'autres salles, dès le début de leur affection.

Nous n'avons pris que 35 observations de pemphigus épidémique, mais nous n'avons commencé à faire le relevé que dans la seconde quinzaine d'avril, à un moment où des cas assez nombreux s'étaient déjà présentés. Nous avons souvenir, entre autres faits intéressants, du suivant : Un enfant fort et bien portant fut couvert pendant son séjour dans la salle d'une quantité considérable de bulles. Ce fut l'éruption la plus confluente que nous ayons vue dans toute cette période. On lui avait fait absorber du vin le jour qu'il fut baptisé, et c'est à cette circonstance que nous avons attribué le [développement d'une telle quantité de [bulles. Cependant, nous avons appris que plus tard il guérit, et qu'aujourd'hui, il est en très-bonne santé. Ce résultat nous a paru devoir être rapporté aux soins dont il fut l'objet de la part de sa mère, au contraire de bien d'autres petits malheureux qui, mal nourris, moururent avec une éruption fort discrète,

D'autres cas nous ont évidemment échappé, il aurait fallu examiner chaque matin tous les enfants pour n'en laisser passer aucun.

La cause première de l'épidémie, de même que celle de sa persistance nous est restée inconnue. Peut être, avons-nous pensé, doit-on rapporter dernière à des inoculations faites par les mains des gens de service.

L'éruption a presque toujours débuté par le cou, pour s'étendre de là sur les autres parties. Dans la moitié des cas seulement, elle s'est accompagnée d'agitation et peut-être d'une espèce de mouvement fébrile, d'ailleurs peu appréciable quelquefois elle s'est accompagnée d'ophthalmies catarrhales et, lorsque l'orsque l'enfant se trouvait dans de mauvaises conditions d'alimentation, de diarrhée, de vomissementset de symptômes d'athrepsie. Nous ne reviendrons pas sur les autres particularités de cette épidémie, déjà indiquées dans le courant de cet ouvrage.

Voici quelques notes statistiques :

Sur 35 cas relevés, un seul ne nous donne aucun renseignement.

Deux enfants, revus deux mois et 5 jours après le début ne sont pas encore guéris.

3 ne sont pas guéris après 18 jours.

7 sont morts du 2me au 11me jour de l'éruption, dont un après sa sortie de l'hôpital.

2 n'ont pas été retrouvés après leur sortie.

13 sont complètement guéris après une période de 5 à 33 jours.

Enfin 7 ont encore une éruption récente.

Sur 32 cas qui pouvaient seuls servir à faire le travail suivant, nous avons trouvé que :

Chez 1 enfant l'éruption a paru 2 jours après la naissance.
Chez 7 — — 3 jours
Chez 10 — — 4 —
Chez 7 — — 5 —
Chez 3 — — 6 —

Chez 1 —   —   7 —
Chez 2 —   —   8 —
Chez 1 —   —   10 —

Ce qui fait une moyenne approximative de 5 jours (4-96). Remarquons enfin que l'épidémie n'est pas terminée.

Voici maintenant quelques observations :

OBS. I. — N° 2. Salle Saint-Ferdinand. Accouchée à terme, le 21 avril 1875, d'un garçon, fort et prenant bien le sein. Neuf jours après la naissance, une seule bulle de pemphigus sur le poignet, en même temps diarrhée et athrepsie. Mort le 4 mai. Autopsie négative.

OBS. II. — B. A., 23 ans, couturière, mariée, accouchée à terme, le 29 avril, d'un garçon fort et bien portant. Le 4 mai, première poussée à la partie antérieure du cou, précédée la nuit de sueurs abondantes. Le lendemain, nouvelle poussée sur l'épaule droite, précédée d'agitation et de fièvre. Plus tard, éruption sur les gencives, diarrhée, sorti le 7, mort le 15.

OBS. III. — T. D,, 19 ans, non mariée, primipare, accouchée le 29 avril, à terme, d'une fille bien portante. 5 mai, excoriations au devant du cou, sans symptômes précurseurs. Le 6 et le 7, nouvelles poussées aux membres et à la face, sans prodrômes. Sorti le 7. Cet enfant, revu en juillet a encore des bulles. Sa santé est bonne.

OBS. IV. — R. M., 26 ans, non mariée, primipare, accouchée le 29 avril, à terme, d'un garçon bien portant. 4 mai. Après quelques mouvements convulsifs, apparition d'une bulle isolée sous le menton. Athrepsie. — Juillet, la santé s'est remise. Nouvelles poussées.

Obs. V. — P. A., 20 ans, non mariée, primipare. Obs. déjà
citée.

Obs. VI. — C. L., 17 ans, non mariée. Accouchée le 10 mai
d'un garçon à terme, assez mal portant. Première poussée, précédée d'agitation le 13; une
autre le 15. — Juillet, l'enfant est en nourrice,
il se porte bien, l'éruption a duré juste un
mois.

Obs. VII. — F. M., 20 ans, non mariée, accouchée le 9 mai,
à terme, d'un garçon bien portant. 12 mai.
Après un peu d'agitation. pemphigues au cou.
Refus du sein. — 18 mai. Les poussées ont été
nombreuses et abondantes. Athrepsie. Mort le
19. Autopsie négative.

Obs. VIII. — M. M., 31 ans, mariée, accouchée le 11 mai, à
terme, d'un garçon bien portant. 16 mai. Sans
prodrômes. Apparitions de deux bulles à la
face. Pas de nouvelles poussées jusqu'à la sortie qui est assez retardée pour qu'on considère
l'enfant comme guéri.

Obs. IX. — Enfant sorti avant qu'on ait eu le temps de
l'examiner. Atteint, quelques jours après sa
naissance, de pemphigues au cou, sans fièvre, sans agitation, sans athrepsie.

Obs. X. — C. V., 28 ans, mariée. Accouchée le 15 mai, à
terme, d'un garçon bien portant, atteint, sans
prodrômes, quatre jours après sa naissance, de
pemphigus à la face, au cou et aux aines. Pas
d'athrepsie; ophthalmie catarrhale. Guérison
vers la fin du mois

Obs. XI. — M. G., 27 ans, non mariée, primipare, Obs.
déjà citée,

Obs. XII. — B. A., 20 ans, non mariée. primipare. Accou-

chée le 17 mai, à terme, d'un garçon bien portant. Du 23 au 26, deux poussées sur le tronc,
précédées d'agitation ; diarrhée pendant quinze
jours ; disparition de l'éruption au bout d'environ un mois.

OBS. XIII. — C. E., 35 ans, mariée. Accouchée le 24 mai, à
terme, d'un garçon bien portant. Une seule
poussée au cou deux jours après la naissance.

OBS. XIV. — P. M. A., 35 ans, non mariée. Accouchée le
25 mai, à terme, de deux jumelles. L'une est
envoyée en nourrice ; l'autre fût prise, sept
jours après de pemphigus, et consécutivement
de diarrhée. Mort. La mère, atteinte de péritonite, ne la nourrissait pas.

OBS. XV. — D. A., 22 ans, non mariée. accouchée le 29 mai,
à terme d'une fille bien portante, prise sans
prodrômes ; deux jours après la naissance, de
pemphigus à la face, Guérison dix jours après.
Pas de diarrhée.

OBS. — XVI. — N° 18. 23 ans, non mariée. Accouchée le
9 juin, à terme, d'un garçon bien portant, pris
le 16 sans prodrôme de pemphigus au cou.

OBS. XVII. — L. A., 31 ans, mariée, accouchée le 2 juin,
à terme, d'un garçon bien portant. — 10 juin.
Après de l'agitation et de la fièvre, une poussée
bulleuse sur les membres inférieurs. 17 juin.
Toujours de nouvelles poussées, précédées d'a-
gitation. Pas de diarrhée. Les membres inférieurs et les aînes sont seuls atteints. Guérison vers la fin du mois.

OBS. XVIII. — B. M., 30 ans, non mariée, primipare, accouchée le 31 mai, d'un garçon bien portant,

atteint à la face six jours après la naissance. Plusieurs poussées.

Obs. XIX. — M. C., 23 ans, non mariée, primipare. accouchée le 15 juin. à terme, d'une fille qui prend mal le sein. L'enfant est morte le 30, après avoir présenté de nombreuses poussés bulleuses sur les membres, le cou et la face. Athrepsie, pas de fièvre.

Obs. XX. — B. L., 33 ans, non mariée, accouchée le 21 juin, à terme, d'une fille bien portante. Du 25 au 31, trois poussées bulleuses, dont une seule précédée d'agitation. Pas de diarrhée. Guérison vers le 6 juillet.

Obs. XXI. — G. H., 29 ans, non mariée, accouchée le 22 juin, à terme, d'une fille bien portante. Du 27 au 31, plusieurs poussées au cou et à la face, précédées d'agitation. 15 juillet, bonne santé, encore des bulles.

Obs. XXII. — B. S., 20 ans, non mariée, accouchée le 22 juin, à terme, d'une fille bien portante. Une seule poussée sans prodrômes, le 27, au cou.

Obs. XXIII. — C. M. R. 17 ans, non mariée, primipare, accouchée le 25 juin, à terme, d'un garçon, qu'elle nourrit mal. Athrepsie dès la naissance. Poussées à la face et au cou, le 29 et le 30. — Mort.

Obs. XXIV. — A. L., 22 ans. non mariée, accouchée le 24 juin, à 7 mois, d'une fille bien portante. — 28, ophthalmie catarrhale. Bulles à la face et au cuir chevelu. Pas de diarrhée ni d'agitation. — 15 juillet, bonne santé, nouvelles bulles.

Obs. XXV. — R. J., 25 ans, non mariée, primipare, ac-

couchée le 23 juin, à terme, d'une fille bien portante. 1er juillet, une poussée bulleuse, sans
agitation, au cou. 11 juillet, bonne santé, nouvelles bulles,

Obs. XXVI. — T. Er, 24 ans, non mariée, primipare, accouchée le 26 juin, à terme, d'une fille bien portante. — 30 juin au 4 juillet, bulles au cou, à
l'aisselle et dans le conduit auditif externe. —
12 juillet, guérison.

Nous trouvons inutile d'ajouter ici les dix observations qui nous restent, la marche n'étant pas
différente de celle des précédentes, et aucun nouveau detail ne s'y trouvant signalé.

TABLE DES MATIÈRES.

Paris. — Imprimerie F. PICHON, 51, rue des Feuillantines.